Ser mãe é sorrir em parafuso

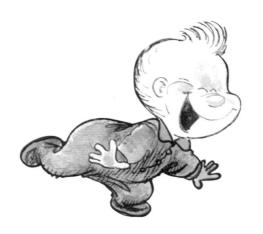
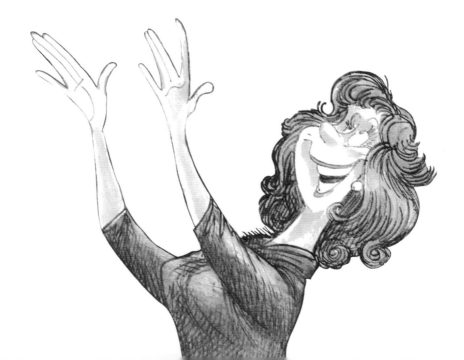

LÔ GALASSO

Ser mãe é sorrir em parafuso

Integrare
EDITORA

Copyright © 2007 by Lô Galasso
Copyright © Integrare Editora, 2007

Publisher
Maurício Machado

Assistente editorial
Luciana M. Tiba
Luciana Nicoleti

Produção editorial e diagramação
ERJ Composição Editorial

Preparação de texto
Patricia Pappalardo

Revisão
Gisele Moreira

Projeto gráfico e capa
Alberto Mateus

Foto da orelha
Paula Galasso

Ilustrações de miolo e capa
Roberto Negreiros

Dados internacionais de Catalogação na Publicação (CIP)
(Câmara Brasileira do Livro, SP, Brasil)

Galasso, Lô
   Ser mãe é sorrir em parafuso / Lô Galasso. --
São Paulo : Integrare Editora, 2007.

Bibliografia.
ISBN 978-85-99362-18-1

   1. Bebês - Cuidados 2. Gravidez - Obras de
divulgação 3. Mães - Atitudes 4. Mães e bebês
Pais - Atitudes 6. Pais e bebês 7. Parto
5. (Obstetrícia) I. Título.

07-10178   CDD-306.8743

Índice para catálogo sistemático:
   1. Maternidade : Relacionamento familiar : Sociologia
       306.874

Não é permitida a reprodução do conteúdo desta obra, ainda que parcial, sem a autorização por escrito da Editora.

Todos os direitos reservados à INTEGRARE EDITORA LTDA.
Rua Tabapuã, 1123, 7º andar, conj. 71/74
CEP 04533-014 – São Paulo – SP – Brasil
Telefax: (55) (11) 3562-8590
Visite nosso site: www.integrareeditora.com.br

Às minhas filhas **PAULA** e **FLÁVIA**,
que me estontearam de emoção,
me deram o tema
e foram a âncora
que me pôs os pés no chão
e a cabeça nas nuvens.

Ao **ELVIO**, grande companheiro e grande pai,
e ao seu senso de humor inquebrantável,
inquebrável e inoxidável.

À minha **MÃE**, que certamente sorriu em múltiplos parafusos.

Às **MULHERES** e aos **HOMENS** que não têm medo de rir de si mesmos:
com certeza serão mães e pais leves e amorosos.
Porque uma das funções do riso, como diz **HENRI BERGSON**,
é justamente a de despertar
o que a vida nos exige em momentos de tensão:
a elasticidade do corpo e do espírito.

O nascer da maternidade

A ONG Amigas do Parto nasceu em 2003, por amor à maternidade e pelo desejo de oferecer às mulheres (e aos homens) a possibilidade de partos tão saudáveis quanto promotores de conhecimento e de vida.

Não podemos nos limitar porém ao assunto parto, uma vez que ele é uma gema inserida num contexto mais amplo e profundo. Falar de parto significa falar de gestação, pós-parto, amamentação e maternidade, o que nos leva a discutir sobre mulheres, homens, sociedade, cultura, direitos, antropologia, filosofia, ciência, religião...

De escravidão para subversão: eis a pespectiva que a maternidade nos desvendou. A mulher moderna não quer ser apenas mãe (mesmo que não trabalhe fora de casa), e é por isso que é uma mãe melhor. Como articular todas as peças de seu quebra-cabeça, que é pessoal e social ao mesmo tempo, é seu maior desafio.

O livro de Lô Galasso traz à tona, com leveza e alegria, as contradições da vida da mãe contemporânea, e o faz com o bom humor de quem conhece o quanto de suor, lágrimas e dramas esse dia-a-dia pode estar recheado.

Ao combinarmos o amor de mãe com a inteligência da mulher esclarecida, temperarmos com um pouco da coragem da leoa, da criatividade da deusa e da ousadia da visionária, obteremos uma poção mágica que vai renovar nossas vidas e as dos que estão à nossa volta.

A ONG Amigas do Parto vem destilando homeopaticamente essa poção: à mães e familiares – através do suporte on-line; aos profissionais de saúde e entidades – pelo Prêmio Nacional Amigas do Parto; ao público em geral – oferecendo um dos espaços virtuais brasileiros mais rico e original sobre o assunto; aos profissionais, estudantes e militantes em seu processo de humanização – através de cursos de qualificação internacionais a distância: *Humanização On-line*; *Capacitação de Doulas*; *Aleitamento Materno*; *Psicologia da Gravidez, Parto e Pós-Parto*; *Pré-natal, Parto e Pós-parto do Domicílio*; *Menarca, Menstruação e Menopausa*; e enfim, só para mulheres, *A Tenda Vermelha*.

A parceria com a Integrare Editora é das mais acertadas. Obrigada pelo convite e parabéns pelos novos horizontes que seu compromisso social abre aos leitores.

Adriana Tanese Nogueira
Coordenadora Geral ONG Amigas do Parto
www.amigasdoparto.org.br

Sumário

O terceiro filho 11

LIVRO I – Uma Nova Versão

Capítulo 1   Revelações surpreendentes sobre a criação
do homem e da mulher 18

Capítulo 2   De como Deus, depois de demonstrar tanta sabedoria e perfeição, teve um momento de fraqueza e criou a espécie humana 19

Capítulo 3   Enfim, a verdade sobre aquela história da costela... 22

Capítulo 4   Uma chuvinha, um cheirinho de grama molhada... 25

Capítulo 5   Amamentação por revezamento 29

Capítulo 6   Eva, a primeira mãe. Adão, o segundo pai 34

LIVRO II – O Grande Desafio

Parte 1 – SER OU NÃO SER... MÃE/PAI

Capítulo 1   Uma nova época, duas graves decisões 44

Capítulo 2   Ter filhos é "mó" barato!
(ou: Breve lista de argumentos a favor) 47

Capítulo 3   Ter filhos? "Tá" louco(a)??!
(ou: Longa lista de argumentos contra) 48

Capítulo 4   Conclusão desse imbróglio 53

Parte 2 – A RAZÃO NO BAÚ

Capítulo 5   Grávida, hein?! 56

Capítulo 6   Sonhando & Torcendo... 59

Parte 3 – O BEBÊ PEDE PASSAGEM

Capítulo 7   O parto 62

Capítulo 8   A inauguração 67

Capítulo 9   A coisa 72

Capítulo 10   Pausa para incorporação de novo vocabulário 74

Parte 4 – EM CASA COM O BEBÊ

Capítulo 11   Enfim, S.O.S.! 78
Capítulo 12   O primeiro banho 79
Capítulo 13   O umbigo 81
Capítulo 14   Fraldas 84
Capítulo 15   Amamentar 86
Capítulo 16   Primeira consulta ao pediatra 90

Parte 5 – A MÃE EM PARAFUSO...

Capítulo 17   Neuroses da mãe-fresca 96
Capítulo 18   O bebê, um mistério... 109
Capítulo 19   Rotina 111
Capítulo 20   Sorrindo em parafuso.... 113

Parte 6 – O PAI

Capítulo 21   O pai "ausente", o novo pai e o pai de todos 118
Capítulo 22   A batalha pela divisão de tarefas 121

Parte 7 – O BEBÊ CONQUISTA O MUNDO

Capítulo 23   O passeio do bebê 126
Capítulo 24   O bebê vai à praia 127
Capítulo 25   Filhos – a renovação da vida! 129

Parte 8 – A MÃE EM PARAFUSO II

Capítulo 26   Uma certa voz interna... 136

Epílogo – O "BUM"
(Ou: a ameaça de extinção da Humanidade)

Vivenda do Pôr-do-Sol, Terras do Sul, agora 144
Sobre a autora, pela própria 158

O TERCEIRO FILHO

A vida é deliciosamente contraditória...
Depois de nove anos de casada, de uma interminável bateria de testes de infertilidade (negativos), e de já ter praticamente assimilado a perspectiva de não poder ter filhos, tive duas filhas em dois anos.

Estava começando a escrever o meu projeto de pesquisa de mestrado quando a Paula nasceu, linda, morena e minúscula, de parto cesáreo (era prematura e estava sentada). Quinze meses depois nasceu a Flávia, linda, loura e magricela, de nove meses e parto normal.

E aí, eu, uma mulher trintona, segura, madura, cabeça feita, ***entrei no maior parafuso***.

Logo me dei conta de que não sabia **nada** – absolutamente nadica de nada – sobre como cuidar de um recém-nascido. De duas quase-recém-nascidas, então...

Parte do meu parafuso vinha da crença de que todas as outras mulheres tiravam de letra a adaptação à maternidade, o que fazia de mim uma mãe-fresca "anormal".

Comecei então a fuçar sobre o tema, papear daqui, assuntar dali, e dei de cara com um tabu pairando sobre a maternidade. Sobre certas questões parecia haver um "acordo tácito de silêncio". Afinal, se nós mulheres somos "talhadas" para a maternidade, por que tantas de nós seríamos acossadas por sentimentos de profunda insegurança, desamparo e inadequação ao novo (e "sagrado") papel?

Então nasceu este livro, no qual as atribulações e neuroses da mãe-fresca são abordadas com franqueza e humor – o livro que eu gostaria de ter lido, mas que ainda não existia.

Em pleno "calor da hora" com minhas filhas ainda muito pequenas, eu escrevia no único horário possível: das onze da noite às duas da manhã. Ao deitar, mesmo "acabada" nem sempre conseguia adormecer de imediato, dada a ebulição em que a escrita me metia os neurônios. E lá pelas 5:30h (ou seja, logo em seguida), já era hora de cuidar das pequenas draguinhas, que aliás nada tinham a ver com os projetos malucos da mãe.

A recompensa valeu o esforço. Escrever o livro me fez adquirir uma visão em perspectiva do delicado, complexo (e engraçado) processo de adaptação que a chegada de um filho representa na vida do casal, em especial na vida da mulher. Rindo de tudo aquilo, e principalmente de mim mesma, consegui me livrar do parafuso, recuperei (boa parte da) minha serenidade e pude construir, com meu marido e minhas filhas, uma convivência amorosa e harmoniosa, baseada no respeito, arejada de humor e leveza.

Nos últimos vinte anos muita coisa mudou: muitas mulheres optaram pela "produção independente"; casais homossexuais passaram a reivindicar o direito de adotar crianças; há uma maior aceitação e respeito da sociedade perante a decisão dos casais de não terem filhos; há uma participação e interesse crescentes dos homens em relação ao cuidado e ao relacionamento com os filhos, desde bebês ou mesmo antes: muitos casais se anunciam "grávidos". Para a felicidade de todos, cada vez mais é possível ver pais transitando pela cidade, carregando com orgulho e desenvoltura os seus bebês; pais que participam ativa e interessadamente da vida escolar dos filhos; que usufruem o prazer incomparável de brincar com eles e de acompanhar o seu desenvolvimento.

Nos últimos vinte anos não mudou a minha convicção de que a relação que se tem com os filhos é a mais intensa que um ser humano pode experimentar. Ao longo da vida ela vai adquirindo novas formas e cores – do sorriso em parafuso na fase do bebê ao sorriso em franca turbulência no relacionamento com os adolescentes, à torcida (e impotência) de quando os filhos se tornam adultos, independentes, autônomos: já não precisamos trocar-lhes fraldas nem amarrar sapatos, nem temos autoridade para, ou o direito de interferir em suas escolhas que, como sempre, desejamos do fundo de nossas almas que sejam as mais felizes. Então, nossa maior recompensa será poder continuar *trocando* com eles, vívida e respeitosamente, face a face, por telefone ou via internet, afeto, dúvidas, experiências, gargalhadas, indignações, angústias, receitas, lágrimas, traquinagens, argumentos, sonhos, confidências, idéias, projetos, realizações, *insights*, sorrisos e parafusos...

Por todas essas razões, reeditar o *Ser Mãe é Sorrir em Parafuso* era para mim uma prioridade e uma obrigação: pela atualidade do tema e pela variedade e importância das reações que despertou: mulheres que já eram mães nele reconheceram divertidas vivências que julgavam "só suas"; mulheres que antes de lê-lo haviam decidido não ter filhos, entre risos e reflexões simplesmente reiteraram sua decisão; alguns casais que titubeavam quanto a ter ou não o terceiro filho, após ler o livro decidiram tê-lo... E não parou aí: o livro serviu de base para o desenvolvimento de material informativo e de apoio às gestantes em grandes maternidades de São Paulo; foi utilizado como estímulo em discussões de grupos de mães; forneceu pistas para pesquisas acadêmicas sobre aleitamento, além de integrar a bibliografia básica de cursos de preparação para o parto.

Aliás, o parto deste meu "terceiro filho" foi o mais difícil e demorado de todos. Mas me diverti a valer e faria tudo de novo.

Bom divertimento!
L.G.

Jorge temia o segundo livro de Aristóteles [sobre o Riso] porque este talvez ensinasse realmente a deformar o rosto de toda verdade, a fim de que não nos tornássemos escravos de nossos fantasmas. Talvez a tarefa de quem ama os homens seja fazer rir da verdade, fazer *rir a verdade*, porque a única verdade é aprendermos a nos libertar da paixão insana pela verdade.

Frei Guilherme de Baskerville,
PERSONAGEM DE O NOME DA ROSA, DE UMBERTO ECO.

livro 1

Uma Nova Versão

CAPÍTULO 1

Revelações surpreendentes sobre a criação do homem e da mulher

A História é sempre contada pelos vencedores, e essa versão é capaz de atravessar séculos como sendo a única possível, ou pelo menos a única verdadeira.

A História da Criação, por exemplo, foi formulada por uma das classes de "vencedores" de nossa civilização: os homens.

Desde o surgimento da primeira versão oral da História de Adão e Eva, muitas foram as mulheres que torceram o nariz ante todos aqueles despropósitos chauvinistas. Mantiveram-se caladas durante tanto tempo por estarem sempre sobrecarregadas cuidando da casa, dos filhos e pregando os botões que seus companheiros perdiam nas batalhas.

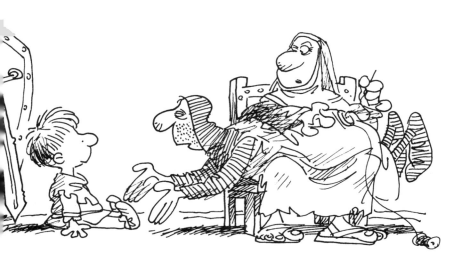

As coisas mudam, no entanto. Versões secularmente tidas como verdadeiras e universais podem ser um dia contestadas.

E hoje, quando as mulheres finalmente decidiram falar por si próprias, depois de séculos sendo descritas e interpretadas pelos homens (que pelo menos confessam honestamente que jamais as entenderam), é chegada a hora de grandes e inusitadas revelações.

CAPÍTULO 2

De como Deus, depois de demonstrar tanta sabedoria e perfeição, teve um momento de fraqueza e criou a espécie humana

Deus criou primeiro a luz, para poder enxergar o que iria fazer em seguida. Decidiu manter, porém, um período de trevas, para que sua despesa mensal não se tornasse proibitiva. Ao período de luz deu o Criador o nome de dia, e ao de trevas, noite.

Para que no futuro os poetas pudessem louvar condignamente Suas primeiras grandes obras, Deus decidiu acrescentar-lhes uma Introdução[1] cheia de encantamento e magia, e a esta chamou alvorada ou crepúsculo, dependendo do período a ser introduzido.

Em seguida, o Criador fez o céu e salpicou-lhe um punhado de estrelas, para quebrar a monotonia da paisagem. Separou então a terra seca das águas e incrementou o já magnífico cenário com um projeto paisagístico para Burle Marx nenhum botar defeito.

---
[1] As Introduções costumam mesmo ser feitas por último...

Acrescentou, finalmente, uma riquíssima fauna, dotada dos mais belos espécimes já publicados na *Grande Encyclopaedia Kósmica*, cujos fascículos Ele colecionava carinhosamente desde Sua Sagrada Adolescência.

Certo dia, após uma sessão de relaxamento lúdico-transcendental, o Criador teve uma de suas idéias mais engraçadas: criar um Homem.

Excitado diante das perspectivas de entretenimento que essa Sagrada Malandragem parecia representar, Deus sentou-Se no Trono Celestial, recostou-Se e começou a balançar o pé de ansiedade (o que aliás Ele faz até hoje, com a única diferença de que agora não parece tão divertido...).

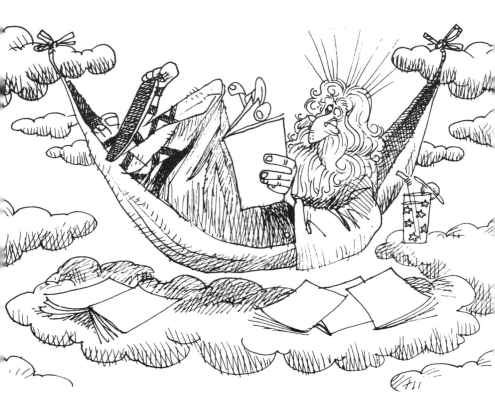

Adão foi então inventado a partir do barro disponível no canteiro de obras do Criador, mais tarde batizado com o nome de Jardim do Éden, ou Paraíso. O sexo escolhido por Deus para o Seu primogênito foi o masculino, pois Ele não queria fugir à regra de que todo homem deve desejar um filho varão, de preferência com habilidades para futuramente administrar os negócios perpetrados pelo pai.

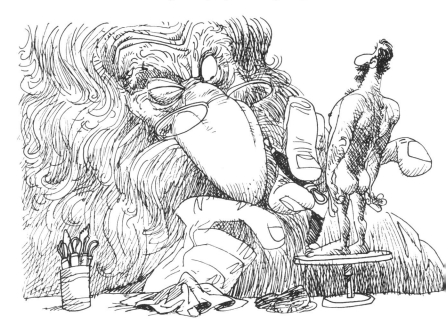

Mas tudo isso não aconteceu sem que Deus entrasse numa grave crise de identidade. Se Ele próprio trouxera Adão à luz, Ele deveria ser sua Mãe, e não seu Pai... Começou então o Criador a disciplinar-Se para agir conforme exigia o Seu novo papel, mas ao cabo de alguns dias começou a achar aquilo tudo tão trabalhoso e mobilizador, que acabou revelando a Adão que ele era órfão de mãe, e com isso voltou a ter Sua Sagrada Privacidade e Suas horas livres para uma partidinha de sinuca no Bar do Eufrates.

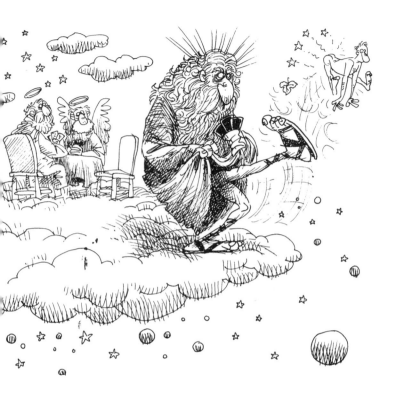

CAPÍTULO 3

Enfim, a verdade sobre aquela história da costela...

Passado algum tempo, o Criador decidiu dar continuidade à Sua obra e começou a projetar uma nova criatura. Dessa vez, resolveu planejar tudo com mais cuidado, realizando previamente uma série de estudos a carvão antes de decidir-se por um *design* definitivo.

A nova criatura deveria ter um estofo mais resistente, que lhe permitisse, no futuro, realizar atividades difíceis e indispensáveis como parir rebentos, fazer das tripas coração, comer o pão que o diabo viria a amassar e botar panos quentes onde quer que eles viessem a ser necessários, além de, logicamente, limpar o fogão. Sua nova criação deveria ter, além disso, um *design* mais arrojado e sinuoso, o que demonstraria ao mundo que o Criador já Se encontrava em uma nova fase de Sua carreira artística.

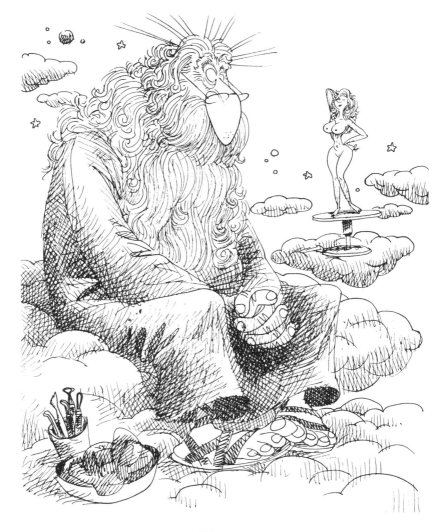

Certo dia, Deus convidou Adão para saborear uma costela na brasa. Enquanto se deliciavam com o suculento assado, o Criador contou-lhe a novidade, procurando ler nos olhos do filho os sentimentos que ela despertara. Por alguns instantes Adão ficou boquiaberto, pensativo, como se analisasse os prós e contras da perspectiva de ter por companhia alguém parecido, mas ao mesmo tempo diferente dele. Então, deixando cair dos lábios algumas gotas do sangue do churrasco (que ele apreciava abaixo do ponto), protestou com veemência: *"Vou ter que dividir a minha costela?!!"*

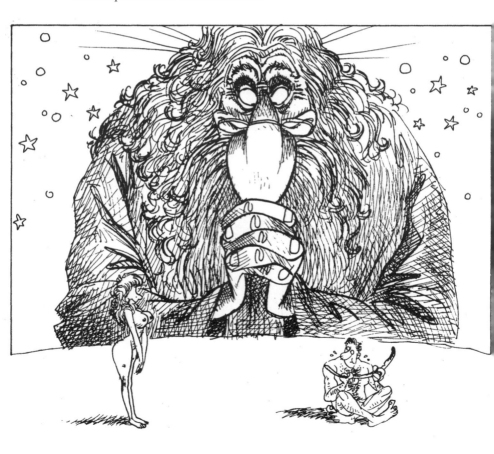

CAPÍTULO 4

Uma chuvinha, um cheirinho de grama molhada...

Adão e Eva, de início um tanto aturdidos com a presença um do outro e com tamanho espaço e liberdade, acabaram achando tudo aquilo muito divertido.

Logo deixaram de lado os livrinhos de catecismo com que Seu Pai os havia presenteado, para poderem dedicar-se à apreciação e experimentação de tudo o que os rodeava.

No primeiro dia de pesquisa viram cavalos, bois, mamutes, lagos, cachoeiras, nuvens de todos os formatos, pássaros de várias cores e tamanhos. No segundo, conheceram elefantes, mulas, rinocerontes, grandes árvores frutíferas, camelos e cogumelos. No terceiro, encantaram-se com as mudanças que havia no céu: normalmente claro e ensolarado, nesse dia apresentava-se sombrio, cheio de nuvens acinzentadas, um tanto ameaçador. Adão e Eva acharam melhor procurar refúgio numa pequena caverna natural existente nos arredores do pomar do Criador e, pela primeira vez em suas vidas, puderam observar um fenômeno inigualável na Natureza: a chuva. Encantaram-se com seu ruído suave, sentiram a quentura que se desprendia da terra a seus pés e inebriaram-se com a fragrância da grama molhada.

Talvez pelo envolvimento de tal atmosfera, talvez por mera coincidência, Adão olhou demoradamente para Eva, Eva olhou languidamente para Adão, e aí começou não só a primeira e verdadeira Grande Revolução Sexual, mas também a mais badalada prática humana, também conhecida pelo nome (estranho) de "cópula".

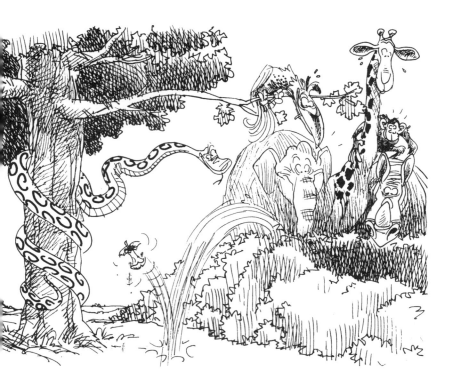

Embora de conseqüências extremamente importantes para o futuro da humanidade, esse episódio teria talvez passado despercebido na época, não fosse o Criador um Ser tão temperamental (como todo grande artista) e perfeccionista.

Antes mesmo de concretizar o Projeto Eva, Deus passara noites e noites em claro, preparando cuidadosamente o anteprojeto do *"Manual de instruções para um relacionamento sexual criativo e saudável"*, que tencionava publicar no Diário Providencial assim que a gráfica Celeste estivesse desimpedida.

Ao saber, porém, que os pombinhos do Éden já haviam mandado brasa, antecipando-se à Sagrada Autorização, o Criador ficou uma *fera* e reduziu o original do precioso Manual a milhares de pedaços.

De nada adiantaram os argumentos de Eva contra a burocracia ou os protestos de Adão contra o intervencionismo providencial nos assuntos privados: o Criador continuou muito aborrecido durante sete dias, mas finalmente capitulou: *"OK, pombinhos, crescei e multiplicai-vos!"*, sentenciou, com um sorriso de perdão.

O prosaico episódio ficou conhecido, mais tarde, como "pecado do original", e é comentado até os dias de hoje, naturalmente com as modificações introduzidas pelo populacho.

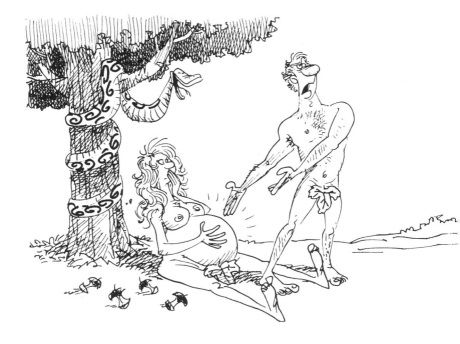

Quanto à velha maçã, perpetuada como símbolo do "pecado original", sabe-se que teve apenas um papel secundário naquele evento. Como naquelas priscas eras não haviam sido inventados o drinque, o *petit gateau*, o cigarro, o chiclete etc., o que havia para fazer antes e depois era, no máximo, comer uma ou duas maçãs...

"E quanto à serpente?!", perguntarão os leitores mais céticos. *Well*, a serpente foi apenas uma imagem metafórica utilizada por Eva para narrar às amigas o episódio da Caverna do Conhecimento naquela tarde chuvosa. E todos sabem que nenhuma história oral consegue ficar ilesa depois de passar por milhares e milhares de cérebros, ouvidos e bocas.

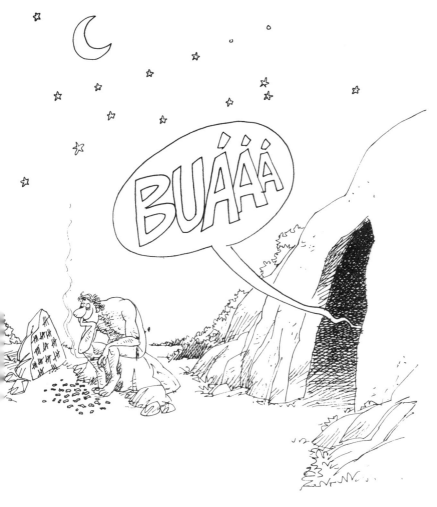

CAPÍTULO 5

Amamentação por revezamento

Muitas luas se passaram até que Eva deu à luz Caim, o primeiro rebento do primeiro casal humano, o que fez de Eva a *única* mãe a padecer no Paraíso: as demais estão procurando o Paraíso até hoje.

Devido à inexistência de outros machos adultos com os quais pudesse alinhar-se, Adão não teve oportunidade de inaugurar o machismo, o que só se tornou possível muito mais tarde, com a invenção da propriedade privada, da família patriarcal e da cervejinha gelada.

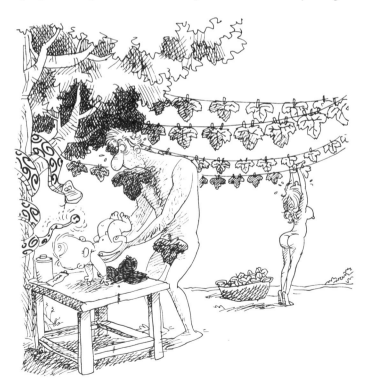

Vai daí que Adão não tinha outra alternativa senão compartilhar solicitamente com Eva todos os serviços da casa e os cuidados com os filhos, desde a troca de folhas de parreira até a própria amamentação da prole.

Essa bombástica revelação merece alguns esclarecimentos, para que o leitor não pense, injustificadamente, que estou escrevendo ficção.

Embora rechaçada pela Comunidade Científica Internacional (ainda composta em sua grande maioria de homens), a *Teoria da Amamentação por Revezamento* – TAR, é amplamente demonstrada por pesquisadoras não-acadêmicas dos assuntos da Criação (de filhos).

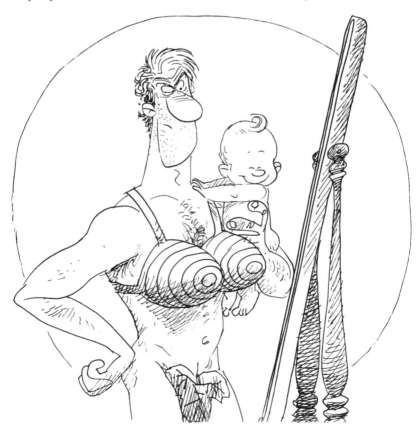

Segundo a TAR, nos primórdios de nossa existência como espécie, *tanto a mulher quanto o homem eram capazes de amamentar a prole*, para o que dispunham das respectivas glândulas mamárias plenamente desenvolvidas. O bebê mamava alternadamente na mãe e no pai, acostumando-se desde cedo a diferentes sabores e evitando o desgaste que futuramente iria amargar a vida de tantos jovens casais, em que a mulher se ressentia da não-cooperação do parceiro nos cuidados com o bebê.

Com o tempo, porém, alguns machos humanos, dando início ao projeto filosófico pragmático "Se Vale Grana, Vale Tudo", começaram a adulterar progressivamente o leite paterno, com vistas à maximização da rentabilidade. Em conseqüência disso, os amamentadores machos foram aos poucos perdendo a preferência dos pequenos (mas exigentes) consumidores em favor das amamentadoras fêmeas, que, por sua vez, vêm mantendo uma produção qualitativamente inalterada e de excelente nível nutricional desde então.

Como conseqüência de sua infeliz opção, os machos humanos tiveram suas mamas paulatinamente atrofiadas ao longo dos séculos, até se transformarem nos dois pontos escuros situados na planície torácica, sem nenhuma utilidade aparente, denominados "mamilos"[2].

É certo que ainda hoje é possível encontrar machos humanos dotados de mamas plenamente desenvolvidas, mas sua presença decorre de obesidade excessiva (cerca de 0,1 % dos casos), ou da aplicação de mamas opcionais de silicone em oficinas médicas especializadas, com objetivos estético-sexuais (cerca de 0,99% dos casos)[3].

---

2 Maiores informações sobre o assunto podem ser encontradas em Brassière, D. *Darwin and the male mammary glands*. New York: Clips & Bobbies, 1987, 1260 p. (Publicado no Brasil sob o título *Darwin e a paixão pelos seios*).

3 Se Freud ainda vivesse certamente ficaria perplexo diante da intensa materialização de sua teoria sobre a inveja dos seios, que inexplicavelmente nunca chegou a ser tão comentada quanto a outra, sobre a inveja do pênis...

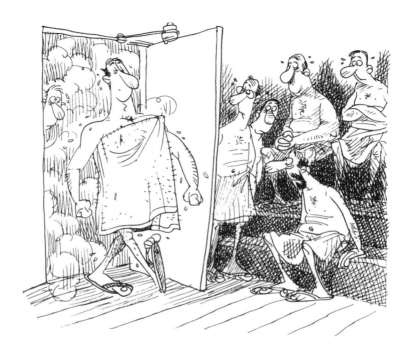

Uma das evidências da validade da TAR verificou-se há alguns anos em nosso país, não tendo sido alvo da divulgação merecida devido à má-vontade e à parcialidade da imprensa (machista). Uma pequena nota publicada em um tablóide de São João do Sul constitui o único registro desse importante fato:

> "J.P.X., 32, brasileiro, casado, engenheiro, olhos e cabelos castanhos e portador de uma cicatriz cor de café-com-leite sob a axila esquerda, conseguiu amamentar sozinho seu primogênito até a idade de três anos. Após controvérsias e diz-que-diz-ques intermináveis entre os membros da *intelligentzia sanjoansulnense*, nos quais se investiu uma quantidade incalculável de saliva humana, chegou-se à conclusão de que o Homem-Amamentador (ou "Amigo-do-Peito",

como passou a ser conhecido) não apresentava nenhuma anormalidade fisiológica ou psicológica em relação aos demais indivíduos de seu próprio sexo: os motivos que o levaram a realizar a façanha de amamentar o seu bebê foram diagnosticados como "puramente circunstanciais":

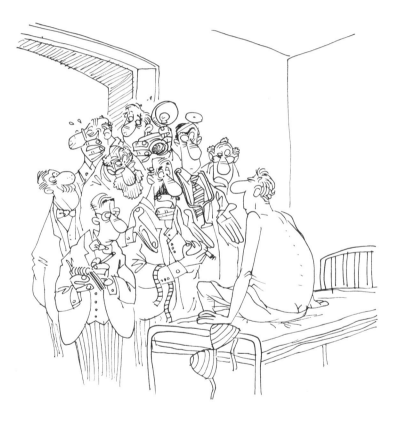

O engenheiro estava desempregado e era casado com uma publicitária feminista de grande prestígio, considerada pelas pessoas de suas relações como um tanto avarenta e autoritária. O Sr. J.P.X. era mantido sob rígido controle por sua parceira conjugal, que não só exigia perfeição no desempenho das tarefas domésticas, como um rigor franciscano nos gastos diários. Para não terem que despender uma grana alta no salário de uma babá de confiança, ficou acertado que o engenheiro ficaria em casa cuidando do bebê. Sem direito sequer a uma simples mesada, e impossibilitado, portanto, de, vez por outra, praticar um consumismozinho-compulsivo-compensatório, o Sr. J.P.X. decidiu "economizar para os seus alfinetes", parando de comprar o leite em pó do bebê[4]. Passados alguns dias, viu-se diante de um sério dilema: ou continuava a suportar o choro desesperado do filho em seus miolos, ou botava para funcionar os seus mamilos subdesenvolvidos. Optou pela última alternativa, o que acabou lhe rendendo uma medalha de honra ao mérito conferida pela *AIRMM*[5], da Finlândia, e principalmente um filho saudável, corado e com grande estabilidade emocional".

Feitos estes esclarecimentos indispensáveis, voltemos à Nova História da Criação.

CAPÍTULO 6

Eva, a primeira mãe. Adão, o segundo pai

Embora Eva contasse com a cooperação efetiva de Adão nos cuidados com o filho, nem tudo era perfeito. Tendo sido a primeira mulher a enfrentar a barra da maternidade, ela sentia muita falta dos conselhos, palpites e advertências da Comunidade Opinante, que mais tarde viriam a fazer a alegria

---

[4] Ah, no dia em que os bebês também resolverem reivindicar os seus direitos...
[5] Associação Internacional para a Reabilitação das Mamas Masculinas.

de todas as outras mães-frescas do Universo. Por essa razão, Eva carecia de parâmetros seguros sobre como dar banho em Caim sem deixar entrar água em seus ouvidos, como e quando esterilizar e trocar as folhas de parreira, ou ainda, qual o melhor método para amenizar as fatídicas cólicas do recém-nascido.

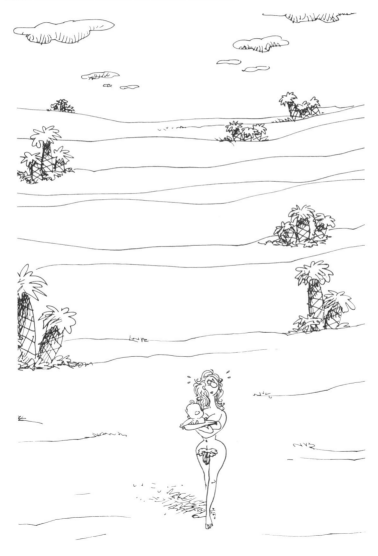

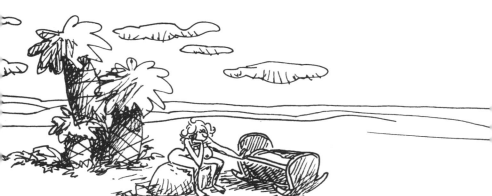

Adão, por sua vez, não era machista, mas vangloriava-se de ser o pioneiro na arte do "não tenho jeito pra isso". Nas horas mais críticas, se mandava para a beira do rio Tigre, com a desculpa de que a maré estava pra peixe.

Para complicar, ainda não haviam sido inventadas as folhas de parreira descartáveis, nem descobertas as ervas medicinais às quais se atribuem propriedades terapêuticas satisfatórias no combate às chamadas "cólicas dos três meses". Mas isso acabou não sendo assim tão importante porque mesmo com a administração dessas ervas no mundo moderno, grande parte das criancinhas continua chorando de cólicas durante os três primeiros meses de vida.

E foi devido a essas e outras circunstâncias desfavoráveis que Eva tornou-se uma mãe ansiosa, obsessiva e ressentida.

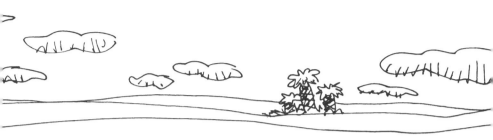

Acrescente-se ainda que Adão e Eva não dispunham de formação adequada para lidar com a problemática emocional do filho, pois a única revista de psicologia infantil editada na época tinha uma circulação muito restrita e não era entregue na região do Éden.

Como conseqüência de todos esses fatores, Caim, o primogênito do famoso casal, foi aos poucos tornando-se um menino arredio e hostil, dando mostras, desde cedo, de uma crueldade sem par. Caim passava os dias pescando à beira do rio e, depois de pendurar os peixes numa fieira, recitava-lhes longos poemas em latim, até que eles morressem de tédio.

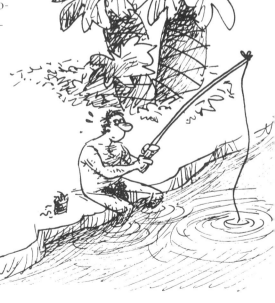

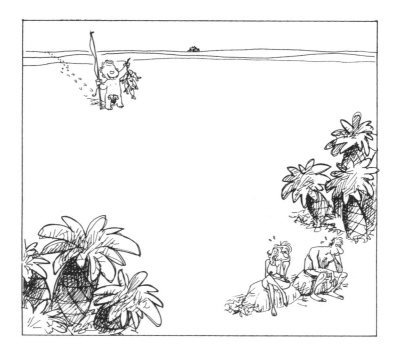

De uma coisa, porém, Adão e Eva sempre se orgulharam: nunca precisaram correr com seus filhos para o consultório do pediatra, o que foi ótimo, pois ainda não existiam pediatras naquela época.

livro II

O Grande Desafio

Parte 1
SER OU NÃO SER...
MÃE/PAI

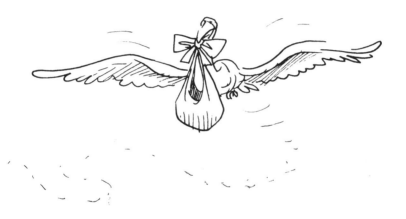

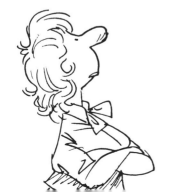
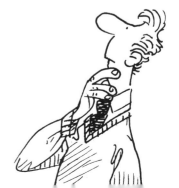

CAPÍTULO 1

Uma nova época, duas graves decisões

Com o passar dos séculos, tudo se modificou.
    Inventaram-se as nações, as indústrias, as grandes concentrações urbanas, o trabalho assalariado, a propriedade privada, a família nuclear e a válvula hidra.

A criança, originariamente objetivo essencial da espécie (porque garantia sua perpetuação), transformou-se em acessório opcional, sendo considerada, em muitas partes do mundo, um monstrinho pouco razoável, barulhento e exigente demais para poder ser admitido no convívio de adultos inteligentes, civilizados e que jamais põem o dedo no nariz, a não ser quando parados no semáforo vermelho.

Os homens (seres humanos do sexo masculino) criaram para si novos horizontes (o velho, sempre horizontal, era muito sem graça) e acabaram se especializando em "Escalada Vital"[1]. A maioria parece muito satisfeita com os horizontes recém-conquistados, embora muitos, provavelmente, jamais consigam realizar seus maiores desejos por não terem tempo sequer de conhecê-los.

Nós, mulheres, que antes não tínhamos qualquer alternativa de inserção social a não ser como "Esposemães" ou "ETs"[2], felizmente passamos a lutar e conquistar novos papéis, acrescentando-os aos tradicionais, o que no mínimo nos possibilitará abrir futuramente uma grande papelaria.

Em virtude, porém, das incomensuráveis dificuldades inerentes à dupla ou tripla jornada de trabalho, nem todas as mulheres aceitam a idéia de mergulhar na papelada social: muitas continuam a optar ou

---
1 Especialidade moderna mais conhecida como "subir na vida."
2 Eternas Tias.

ser optadas pelos papéis sociais tradicionais, outras decidem não se casar e/ou não ter filhos.

E esta última decisão pode ser facilmente concretizada, em razão dos inúmeros métodos contraceptivos disponíveis, que variam das simples preservativos (masculina e feminina) e da pílula anticoncepcional, aos métodos mais sofisticados, "performáticos", como a cefaléia crônica noturna[3] e a exaustão físico-existencial-periódica[4].

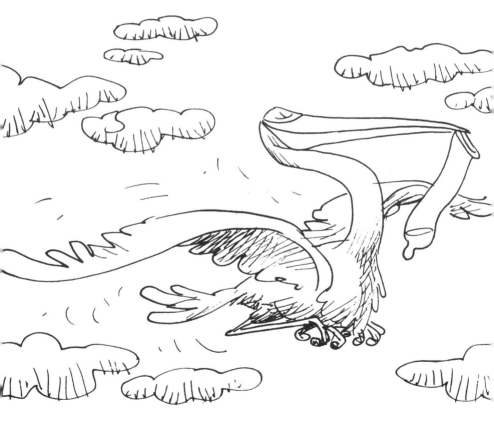

---

[3] Mais conhecida como: "Estou com uma tremenda dor de cabeça!"
[4] Em linguagem laica: "Estou supercansada!"

Finalmente, é preciso que não nos esqueçamos de um fato relativamente novo, característico dessa nova época: o de que tanto homens como mulheres têm feito esforços consideráveis para, respectivamente, desenvolverem seus lados feminino e masculino. Nessa saudável busca, porém, às vezes acaba não sobrando espaço para a criança, uma vez que mesmo o homem mais feminino ainda não é capaz de engravidar e as mulheres mais "viris" não têm mais tempo para essas coisas...

Duas graves decisões
Nesta nova época, duas são as graves decisões que, antes de serem tomadas, requerem uma reflexão prévia verdadeiramente profunda: apertar o botão vermelho que mandará a humanidade pro beleléu (destruir a humanidade) e ter ou não ter filhos: continuar ou não contribuindo para a construção da humanidade.

Você provavelmente não se encontra na posição de decidir sobre o primeiro tema, mas certamente já se defrontou ou virá a se defrontar com o segundo.

Em termos ideais, a questão da maternidade/paternidade deveria começar através de uma reflexão consciente por parte do casal. Nesse sentido, seguem alguns subsídios que poderão ser utilizados: 1) como ponto de partida para uma reflexão profunda (a dois, de preferência) sobre seu próprio desejo em relação a filhos; 2) como material de meditação sobre os verdadeiros motivos que possam estar por trás de uma decisão já tomada em relação à questão; 3) como meras racionalizações e/ou autojustificativas; 4) como respostas a serem endereçadas à sociedade, que sempre vai querer saber "quando virá a novidade", embora não dê a mínima para você depois que a "novidade" vem.

Ser Mãe é Sorrir em Parafuso

CAPÍTULO 2

Ter filhos é "mó" barato!
(ou: Breve lista de argumentos a favor)

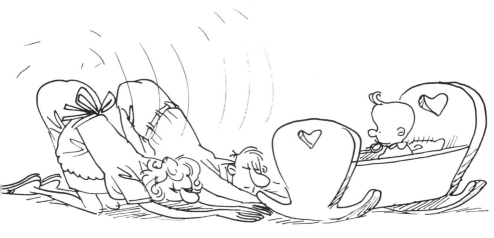

- "A criança é a alegria do lar!"[5]
- "Filhos? Quero ter muitos! Senão, como vou preencher este imenso vazio em meu peito?"
- "Quero ter muitos filhos para que eles cuidem dos meus negócios, me amparem e me sustentem na velhice..."
- "Eu odeio a idéia de ter filhos, mas ele/ela quer tanto...!"
- "Nosso plano era ter um casal de filhos. Já temos sete meninas, mas vamos continuar tentando um menino!"
- "Preciso ter um filho pra ver se salvo meu casamento, que anda em crise..."
- "Acho um barato a idéia de ter pessoas a quem possa controlar e dominar, compensando assim as minhas frustrações..."

---

5 Segundo Aparicio Torelli, o Barão de Itararé, essa frase foi cunhada pelos poetas celibatários e costuma ser repetida com entusiasmo pelos casais sem filhos.

W*ell*, se você se identificou com mais de dois dos argumentos relacionados, cuidado! Motivações tão egoístas, narcisistas ou fantasiosas como essas costumam acarretar riscos graves para as partes envolvidas: os pais poderão ter suas expectativas/fantasias frustradas no futuro, e os filhos, sua personalidade mutilada pelas distorções que a atitude dos pais imporá sobre eles...

Se você, ao contrário, só se identificou com o primeiro dos argumentos relacionados (descontada a irônica nota de rodapé) e ainda teria a acrescentar outros argumentos racionais sinceros e que não sejam puramente egoístas ou narcisistas, parabéns! Você parece uma pessoa potencialmente capaz de ser uma(um) boa(bom) mãe(pai).

Envie uma cópia de seus argumentos puramente racionais e sinceros à nossa editora e concorra ao sorteio de um lote de trezentas fraldas sujas e um CD inteiramente gravado com choro de recém-nascido e brigas de irmãos adolescentes (por via das dúvidas, não custa dar uma "testadinha" nas suas convicções...).

CAPÍTULO 3

Ter filhos? "Tá" louco(a)??!...
(ou: Longa lista de argumentos contra)

Encanações filosóficas e existenciais
Medo de não ser mais do que "pura imanência"[6]: "Sou inteiramente livre para decidir se quero ou não ter filhos! Eu valho pelo que sou,

---
6 Ver Simone de Beauvoir.

pelo que faço, pela minha capacidade de transcender-me e não pela minha condição de *Reprodutora da Espécie!*"

O caos à sua frente: "Não sei onde vai dar tudo isso! Essa competição selvagem, essa miséria generalizada, esse consumismo medíocre, essa corrupção descarada, toda essa solidão e falta de amor... E vocês ainda querem que eu bote mais uma criança neste mundo podre?!"

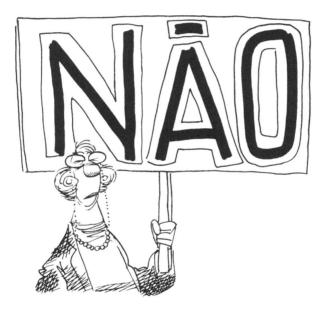

Descrença na família: "A família é uma instituição falida! Quem ainda acredita nela, além das pessoas com mais de cinqüenta anos?"

Encanações psicológicas (conscientes ou ainda não)
Medão do parto: "Fico inteira arrepiada só de ouvir falar em 'parto'... Pra que vou encarar se posso pular fora?"

Medo de perder a privacidade: "Já imaginou eu ter um bebê pendurado nas minhas pernas vinte e quatro horas por dia?!"

Medo da responsabilidade inerente ao papel: "Nem sei se sei cuidar direito de mim mesma(o), quanto mais ser responsável por um filho, que vai me olhar com aqueles olhões de quem espera tudo de mim!!"

Medo de prejudicar o *marketing* pessoal: "Qual a vantagem de ter filhos, comprar tanta mão-de-obra e preocupação, pondo em risco a posição que conquistei a duras penas??"

Medo da instabilidade afetiva reinante: "Numa época em que o casamento já era, que os vínculos afetivos são tão frágeis, se sustentam (quando se sustentam) sobre fios tão tênues, com que coragem vou me lançar à aventura ou à 'loucura' de ter um filho?!"

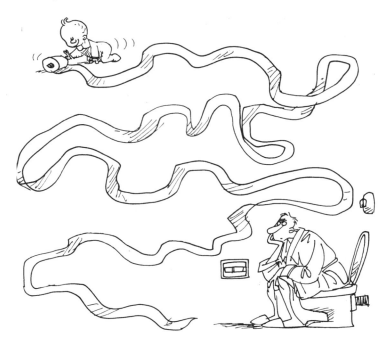

Medo de abandonar a bolha hedonista: "Não sei... essa bagaça aí de ter filho... mó trampo, meu!... trocar um monte de fralda, comprar potinho, lavar potinho... aí o menino cresce, tem que pagar escola, bancar balada, ficar esperta(o) o tempo todo pra ver se o menino não tá se metendo em encrenca, meu, pro resto da vida, cara!... tô fora!..."

Medo de danificar a plástica: "Já pensou eu ter de amargar uma barriguinha e uns seinhos caídos? Depois de uma gravidez, para onde iria a segurança íntima que minha forma atual me traz?!"

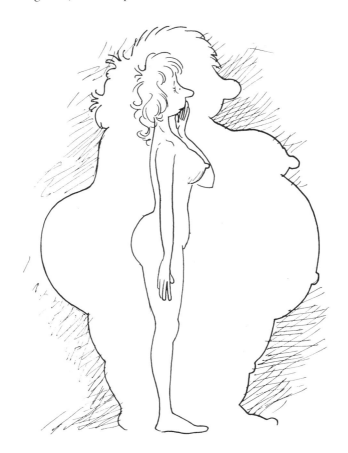

Encanações ecológicas e sociais

Crise ambiental: "Vocês acham que eu vou botar um filho no mundo pra ele respirar esse ar superpoluído, brincar nessas praias cheias de petróleo e esgoto e ainda correr o risco de virar amendoim torrado no futuro próximo?!"

Medo da guerra nuclear: "E se de repente um desses idiotas poderosos resolve mandar a humanidade toda pro beleléu?!"

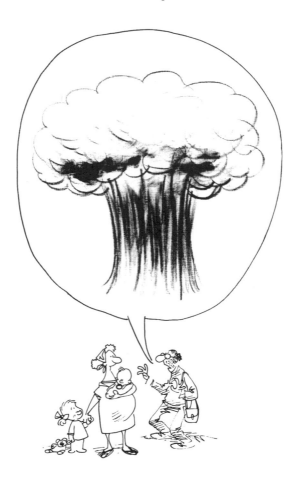

Falta de espaço nos centros urbanos: "Hoje em dia não se tem nem onde botar crianças! Aonde eu levaria meu filho para brincar e tomar sol? No *playground* de um metro por um metro e meio do meu prédio??"

Falta de perspectivas para o futuro: "Com essa tremenda instabilidade, essa falta de emprego, esses salários de merda, a precariedade do sistema educacional, a falta de infra-estrutura de apoio para cuidar de crianças... Como vocês querem que eu tenha um filho?!"

Pois bem, se você já curtiu pelo menos 50% das encanações mencionadas e ainda tem novos argumentos a acrescentar, meus parabéns! Você parece ser uma pessoa muito bem informada, dotada de grande capacidade de observação e aguçado senso crítico, e talvez muito mais madura(o) e responsável do que pensa que é. Além disso, provavelmente você *ama as crianças* a tal ponto, que não quer se arriscar a não poder *dar* a elas o que acha que teriam direito a ter, ou a não *ser* para elas o que imagina que elas esperam que você seja...

CAPÍTULO 4

Conclusão desse imbróglio

Qualquer pessoa razoavelmente informada, com os neurônios em bom funcionamento e com um mínimo de bom-senso há de concordar que, do ponto de vista estritamente racional, é difícil, hoje, vibrar desencanada e euforicamente diante da idéia de ter filhos.

Acontece, porém, que a decisão de ter filhos não nasce da Razão, mas de outra instância que poderíamos chamar de "Afetiva", "Emocional", "Inconsciente", "Energia Criadora", "Energia Procriadora", "Útero Cerebral" ou "Pênis Cósmico"...

Parte 2
A RAZÃO NO BAÚ

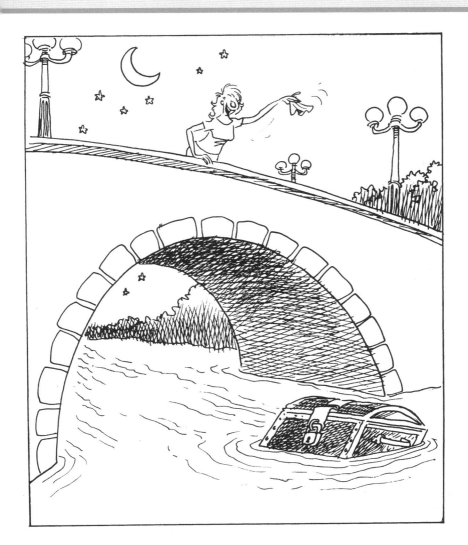

CAPÍTULO 5

Grávida, hein?!

Dramaticamente consciente, hiper-realista, extremamente lúcida acerca das mazelas sociais, econômicas, ambientais, políticas e afetivas deste nosso mundão-velho-de-guerra, talvez você se surpreenda, um dia, *querendo* ficar grávida, mesmo que nem você ainda saiba disso. O resultado, muito provavelmente, é que você acaba engravidando.

Todos aqueles argumentos racionais que a preocupavam ou a impediam de encarar a possibilidade de ser mãe são sumariamente atirados ao fundo do baú.

De repente o mundo lhe parecerá literalmente povoado de mulheres grávidas. Em todo lugar que você for, no mínimo vai encontrar mais duas ou três. O que antes lhe parecia um fenômeno meio distante, uma figura estética um tanto rara, agora parece pipocar por todo lado e lhe desperta, talvez pela primeira vez, simpatia, solidariedade, cumplicidade. Grávidas notam grávidas assim como mães com bebês notam mães com bebês, assim como homens que estão ficando barrigudos ou calvos notam homens que estão ficando barrigudos ou calvos – a percepção é mesmo seletiva...

Como grávida, você passará a ser alvo de atenções antes improváveis: todos de repente se preocupam em lhe proporcionar mais conforto, assentos com almofada para a coluna, comidinhas saudáveis, cerveja preta, canjica, o diabo!

Seu corpo fica ativadíssimo: se você antes pensava que grávidas eram seres meio "assexuados", se surpreende dando botes inspirados em seu parceiro.

Seus olhos terão um brilho mágico e peculiar, só encontrável em grávidas. Todo o rosto terá uma nova expressão, difícil de ser traduzida em palavras: um certo ar de segurança interior, de grande competência, de profunda serenidade, de integração cósmica – mesmo que tudo isso não corresponda exatamente ao que você possa estar pensando a respeito.

Muito provavelmente você terá uma ótima gravidez, o que não exclui algumas noitadas de azia, um ou outro enjôo, alguns momentos delicados com sua pressão arterial, uma forte sonolência (principalmente nos três primeiros meses) e uma fome de refugiado de guerra. É possível também que se acentue a sua sensibilidade, o que talvez a torne, vez por outra, uma manteiga derretida.

Orientada pelo obstetra, você tomará todas as precauções para evitar estrias, o que em geral consiste em passar algum óleo ou creme por todo o corpo. É ótimo, a não ser pelo fato de ficar a noite toda escorregando da cama...

Tal como o Universo, você entra num período de expansão: seus seios vão ficando enormes, sua barriga vai adquirindo contornos cada vez mais amplos. O umbigo, na qualidade de posto avançado, vira do avesso e insiste em dar o ar da graça, por mais grossa que seja a roupa com a qual você tente disfarçá-lo. Mas não se preocupe: tudo voltará ao normal, inclusive o umbigo – não sem antes passar pelo estágio denominado "botão de almofada".

Em conseqüência da pressão que o útero passa a exercer sobre sua bexiga, você estará sempre ansiosa para conhecer banheiros, sejam públicos ou privados. Ao final da gravidez, você certamente estará qualificada para defender uma tese sobre a maneira nada original pela qual as várias comunidades urbanas organizam suas atividades urinárias e defecatórias.

Você começa a preparar o enxovalzinho do bebê. Se for habilidosa nessa área, certamente curtirá tricotar mantinhas, sapatinhos e casaquinhos transadinhos, fará cortininhas e almofadinhas com rendinhas e babadinhos. Se suas habilidades forem de outra natureza, separe uma nota preta para as compras do bebê, mas não exagere: ele provavelmente vai ganhar muitos macacõezinhos, casaquinhos e sapatinhos que nem chegará a usar, ou que usará muito pouco, porque o bebê cresce espantosamente rápido, principalmente quando é filho dos outros.

A todo momento aspectos dessa inacreditável e mágica realidade reverberam em sua mente. Que emoção, que sensação de poder (e que medão!) saber que se está alojando o embrião de um novo ser humano!

Grávida! Que palavra pequena e esquisita para designar uma realidade tão fantasticamente nova e quase incompartilhável. Quase... Porque, diferentemente do que acontecia no passado, felizmente para todos, é cada vez maior o número de homens que valorizam, curtem e se entregam à sua condição de pais, desde os primeiros momentos, aqueles, "quase incompartilháveis", da gravidez. Até uma nova palavra nasceu, há alguns anos, para expressar essa nova atitude masculina: "grávidos". Linda palavra, expressão dos sentimentos de futuros pais amorosos, que partilham todos os aspectos da gestação – da análise e seleção das roupinhas, fraldas e equipamentos de apoio (banheirinha, carrinho, cestinho, bercinho, chiqueirinho etc.), às consultas do pré-natal, sentindo-se verdadeiramente grávidos. Há os que até manifestam o indefectível desejo de comidinhas malucas em plena madrugada...

Grávidos compartilham ainda outra responsabilidade importante – a escolha do nome do bebê. Entre Maria (um nome clássico) e nomes exóticos como Johnatthann, Máyquel, Uéllinton, Istéfanyh e Jackquellyne, há hoje uma gama quase infinita de opções e a decisão poderá ser difícil.

Um grande e inesquecível momento: o bebê mexe pela primeira vez dentro de você! O que era antes mera expectativa (e não isenta de um pequeno e inconfessável temor) converte-se em realidade e das mais agradáveis! Não dói mesmo!! Ao contrário, desperta uma ternura imensa, um sorriso interminável, um impulso de sair por aí gritando a novidade, uma vontade de que todos venham curtir também essa magnífica constatação, essa primeira interação entre seu bebê e sua já embasbacada mãe.

Esses momentos vão se multiplicar ao longo da gravidez e a cada "empurrão" ou "chutão", o seu parceiro certamente será convocado para flagrar, com seu próprio tato, as "ações afirmativas" do feto irrequieto – com a vantagem de que o pai tem como achegar-se à sua barriga e levar um papo carinhoso bem ao pé do ouvido do bebê.

À medida que a gestação avança no tempo, multiplicam-se também os momentos em que a futura mãe, grave e gravidamente, se desliga de tudo e deixa o pensamento voar, antevendo e sonhando com aquela personalidade que ela temporariamente hospeda dentro de si e que – ela sente – já pulsa forte como o pequeno coraçãozinho...

CAPÍTULO 6

Sonhando & Torcendo...

Eu acho que você vai ser uma pessoa maravilhosa!... Não vejo a hora de te conhecer... Acho que você vai ser uma criança cheia de energia, bem traquinas, com aqueles olhinhos brilhantes e cheios de vida que não perdem um lance do que acontece ao redor. Quando crescer, vai lutar para conquistar a liberdade de escolher e inventar a própria vida; vai conseguir desenvolver recursos internos suficientes para enfrentar as fases duras sem perder-se em drogas ou álcool ou qualquer outra forma de escapismo; vai ter um bom senso crítico e muito senso de humor para poder enxergar a verdadeira proporção das coisas; vai manter sempre uma certa dose de rebeldia, para que não seja facilmente conduzido/a por pessoas ou regimes autoritários... Quero que seja capaz de indignar-se perante as injustiças, a miséria, a corrupção, a destruição da Natureza, as guerras e todos os problemas de seu país e do mundo, para os quais existe solução, mas que se mantêm indefinidamente não-solucionados por causa da inépcia dos governos ou da desvairada ganância dos poderosos; que seja lúcido/a e combativo/a sem ser suicida; que seja um pouco irreverente no pensamento, mas muito positivo/a em suas ações; que seja sincero/a e direto/a e não tente nunca envolver as pessoas através de seus pontos fracos; que seja competitivo/a o suficiente para não ser destruído/a neste mundo, mas que não tenha a horrível obsessão de querer levar vantagem em tudo; que seja solidário/a e tenha sempre muitos amigos, mas que saiba ser feliz quando estiver só; que seja um/a grande amante sem ser possessivo/a ou egocêntrico/a; que consiga descobrir nos outros o que eles têm de melhor, mesmo que isso esteja bem escondido; que seja sensível e afetivo/a; que possa gargalhar e chorar quando sentir vontade; que tenha a capacidade de comunicar os seus sentimentos e emoções, mas mantenha uma pitada de timidez para não perder o mistério; que tenha o senso de poder pessoal que costumam ter aqueles que foram muito amados, respeitados e aconchegados quando pequenos; que seja um pouco anjo e um pouco louco/a, e que navegue livremente pelo fluxo da vida sem nunca desestruturar-se; que tenha olhos castanhos, verdes ou azuis, tanto faz, desde que o olhar seja direto e quente, e ultrapasse sempre as aparências para enxergar a essência; que seja do sexo masculino ou feminino, tanto faz também: ambos têm o seu cheiro e os seus encantos e trazem preocupações quando se tornam adolescentes...

Parte 3
O BEBÊ PEDE PASSAGEM

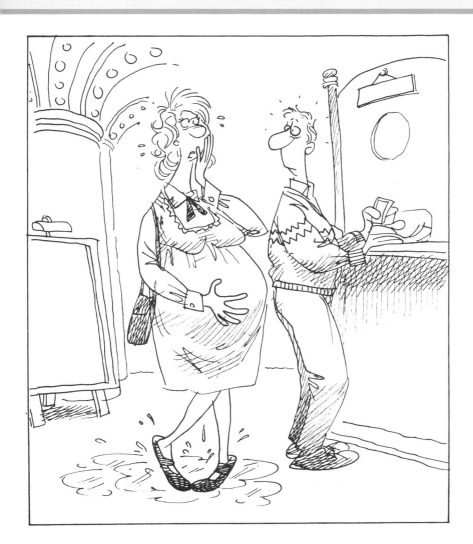

CAPÍTULO 7

O parto

À simples menção da palavra "parto", mulheres que nunca passaram pela experiência podem exibir reações de paúra de diferentes calibres. No entanto, as mulheres que já passaram uma ou muitas vezes pela experiência, em geral, dão de ombros: "Dói um pouco, mas dá pra tirar de letra..."

Quando comparadas às mulheres que deram à luz vinte, trinta anos atrás, as de hoje têm muitas vantagens: contam com o apoio e a cumplicidade de seus parceiros; juntos podem freqüentar os preciosos cursos de preparação para gestantes, nos quais têm a chance de conhecer os tipos de parto; aprender técnicas de relaxamento e posturas que facilitam a saída do bebê na fase expulsiva; familiarizar-se com as fases do trabalho de parto; aprender a cuidar do recém-nascido etc. Bem informado, o casal grávido tem maior controle sobre o processo que vai vivenciar e a mulher, maior poder de escolher (teoricamente, ao menos) o jeito como quer que o seu bebê venha ao mundo.

Outra vantagem ao alcance dos grávidos pós-modernos é a facilidade que a internet oferece de trocar experiências com outros casais e pesquisar sobre quaisquer temas de seu interesse, de forma rápida e prática.

Quanto aos tipos de parto, o leque é muito mais variado do que se costuma supor: há o parto na água (alguns bebês mais espertos já saem do útero equipados com pés-de-pato e *aqualung*); há o parto de cócoras, tradicionalmente praticado pelas mulheres indígenas; há o parto segundo o método Leboyer, que é realizado numa atmosfera de penumbra e com música suave, em respeito ao novo ser que ali será recebido; há o parto natural, sem anestesia ou outras intervenções, que pode ou não ser feito em casa (parto domiciliar) etc. Mas os tipos de parto mais comuns entre nós ainda são o normal (ou fisiológico) e o cesáreo (ou cirúrgico).

Quanto ao parto normal, acredito não serem necessários muitos esclarecimentos: qualquer aluno de escola maternal sabe, hoje, que esse é o parto através do qual o bebê sai da barriga da mãe pelo orifício meridional originariamente destinado para tanto.

Já na cesariana, o bebê é extraído do útero por um orifício ventral inventado pela ciência médica para tornar menos arriscados partos potencialmente difíceis (de alto risco para a mãe e/ou para o bebê). Em muitos casos, porém, o parto cirúrgico é escolhido pelo obstetra para evitar que ele tenha de ficar horas na maternidade acompanhando um trabalho de parto, o que certamente o impediria de assistir à reprise do *Superman XI* na televisão.

Em se tratando de mulheres, a moda nunca é esquecida. Para o momento do parto, estilistas pós-modernos desenharam especialmente para você um traje confortável e sensual, que consiste em uma camisola branca, que pode ser mini ou chanel (dependendo de sua estatura), com um corte longitudinal nas costas e arrematado, na altura da nuca, por dois delicados cordões do mesmo tecido.

Todos ao redor – enfermeiros, atendentes –, sobrecarregados com seus próprios afazeres, nem parecem preocupados com a *sua* situação. Ninguém se mostra disponível para uma conversinha amigável ou um simples tapinha de encorajamento nas costas. Afinal, você não é a única parturiente naquelas paragens e todos sempre têm muito o que fazer em um hospital... Mas isso tudo será diferente se você tiver optado por um parto humanizado e estiver sendo cuidada por doula[7]...

De repente, chuááá! Você sente que molhou as fraldas, as pernas, o chão: a "bolsa" acaba de romper. Você exige a presença das enfermeiras

---

[7] Doulas são profissionais treinadas para dar apoio emocional e físico para a parturiente e seu parceiro.

e do/a médico/a, que parece que não chega nunca..: "Quero minha mãããães!", você pensa, mas disfarça, como convém.

Passados alguns minutos, tudo melhora. As contrações continuam apertando, mas em compensação você já está rodeada de amigos: seu marido já concluiu os trâmites da internação, seu médico está a seu lado e o anestesista a postos, se você optou por anestesia.

As contrações vão ficando um pouco mais fortes, e você é levada para a sala de parto.

Seu marido poderá escolher entre ficar ansiosamente circulando no corredor ou a seu lado, "co-parindo". Tudo vai depender do temperamento dele: há os que "nem mortos" aceitariam assistir ao parto; há os que decidem participar e acabam dando mais trabalho aos médicos do que a própria parturiente; há ainda os que entram de cabeça, compartilhando com suas mulheres desde os exercícios de relaxamento até as próprias dores; e, finalmente, há os pais ultratecnológicos, que não se contentam só em assistir ao parto e registram tudo, tintim por tintim: fotografam, filmam, gravam os gemidos da mulher, o "oh!" pronunciado por eles mesmos e até as últimas cotações do dólar, mencionadas alheiamente pelo obstetra durante o parto.

Depois de algum tempo, os médicos e enfermeiros conversam descontraidamente, aparentemente esquecidos de que você está ali para viver um dos momentos mais importantes e críticos de sua vida. Você, a parturiente, envolvida num turbilhão de emoções, que vão de um vago senso de vulnerabilidade até o medão puro e simples, esperava que pelo menos dois terços das palavras a serem ditas naquela sala se referissem ao seu estado, ao processo do parto, ao bebê que está para nascer... e, para sua surpresa, todos ali conversam casualmente sobre coisas do dia-a-dia, sobre assuntos nada elevados (?) como o preço do barril de petróleo ou as dificuldades de se optar por uma boa alternativa de investimento hoje em dia.

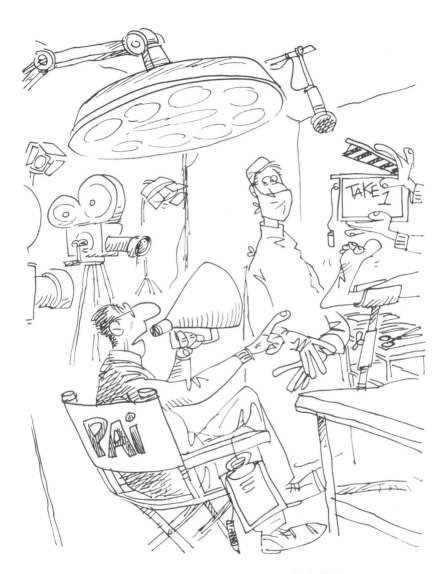

Então você escuta algo sobre você e sua "bolsa" (que rompera pouco antes, no quarto) e em seguida descobre, desanimada, que a *liquidez* a que eles se referiam é de outro tipo.

Para descontrair um pouco, você passa a observar o ambiente físico: a sala de parto é extremamente limpa, superorganizada, hiper-rimpessoal e gelada. Nenhum vaso com samambaias, nenhum objeto de arte, nem mesmo um cinzeiro de cerâmica (talvez porque seja proibido fumar em salas de parto).

Se você optou por receber anestesia, viverá a misteriosa experiência de ter que fazer força sem sentir a parte do corpo na qual deve fazê-la. Todos os músculos de seu corpo se contraem a cada esforço, cada um deles fazendo um voto para que o bebê possa passar pelo colo do útero, que de preferência estará todo dilatado, colaborando.

De repente, o inacreditável!!! – o bebê finalmente.... PLLOFT!... – NASCE! E por uma fração de segundo, todos, naquela sala... aliás, todos, no mundo inteiro, suspendem a respiração aguardando que o bebê chore. Pela primeira vez tendo que atender simultaneamente às próprias necessidades e às expectativas do mundo circundante, mesmo ainda estonteado pela tumultuosa experiência, o bebê felizmente *CHORA!!* O mundo inteiro volta a respirar, você e o seu companheiro gritam de alegria e se abraçam e aplaudem fervorosamente – afinal aquele é o primeiro grande feito do(a) primogênito(a), cujo choro, diz o pai, "é muito... especial!... você percebeu que lindo, o timbre?" Este parece ser o único momento em que a principal forma de comunicação do bebê com o mundo, o choro, não só é extremamente bem-vindo, como euforicamente festejado.

O bebê é então colocado em seu colo e você se emociona ao tocar aquela criaturinha tão aguardada, tão sonhada, e que agora é palpável, cheirável, abraçável, beijável!...

Você sorri um sorriso meio soluçado, de quem não está ainda livre daquele momento de sufoco, um sorriso que é ao mesmo tempo de alegria, alívio e preocupação: alegria, por constatar que o bebê está bem – aliás, bem apertado agora em seus braços; alívio, por saber que o parto já terminou e que você cumpriu a contento a parte do trabalho que lhe cabia; e preocupação, por saber que a partir deste momento você terá de enfrentar uma realidade que desconhece, de ser responsável por cuidar de um serzinho indefeso sem ter a mínima idéia de como fazê-lo... E para completar o quadro, você provavelmente terá a sensação desconfortável de ser diferente de todas as outras mulheres, que – você fantasia – sorriem euforicamente nestes momentos, enquanto o que sai de você é tão-somente um sorriso chocho, de quem está cansada de tanto esforço e tanta expectativa: uma espécie de esgar ritual diante de um fato ainda "irreal" e indecifrável.

Inundada de emoções contraditórias e já de uma leve culpa, você vasculha os arredores: seu marido conversa animadamente com a enfermeira, o(a) anestesista (se você tiver optado por receber anestesia) já migrou para outras paragens; sua mãe e seu pai ainda não pintaram no pedaço. Você então estende a mão para que a atendente de enfermagem a aperte. Se ela for um ser humano completo, compreenderá o seu gesto e apertará a sua mão afetuosamente. Se já tiver se tornado uma supertécnica-superespecializada, é capaz que ela tome a sua pulsação...

CAPÍTULO 8

A inauguração

Tal como acontece em toda ocasião importante, o nascimento de um bebê dá margem a festas e comemorações cheias de estardalhaço.

Dependendo do tamanho do círculo de amizades ou da família dos pais, o ritual de visitação à maternidade poderá ser discreto (uma tia, duas primas e a vizinha do lado), ou uma romaria envolvendo centenas de pessoas, entre amigos, parentes, vizinhos ou simples curiosos.

Alguns visitantes mais ousados chegam a furar a vigilância da maternidade e irrompem no quarto depois do horário regulamentar, quando a mãe já não tem músculos faciais para sorrir e o pai jaz borracho no piso emborrachado.

Os novos pais desdobram-se na tarefa (às vezes extremamente grata) de recepcionar os visitantes, tentando entremear os cuidados necessários com a mãe e com o bebê. Se não tiverem optado pelo alojamento conjunto, a intervalos regulares acabam se lembrando da razão de toda aquela euforia: o bebê vem para mamar... Então os pais se dão conta de que o seu nenezinho estava lá longe, no berçário da imensa maternidade, provavelmente estranhando o ambiente, sentindo falta do sossego, da segurança e do profundo bem-estar recentemente perdidos. Mas o importante é que, a cada "visita" do bebê, os pais e a comunidade visitante exultam e se emocionam, tentando detectar possíveis semelhanças fisionômicas que, traduzidas em miúdos, significam: "É a cara da mãe", ou "É a cara do pai".

O pai baba na gravata, mas não tem coragem de segurar aquele ser fragílimo nos braços. A mãe sorri a plena latitude, também morre de medo de segurar o bebê no colo, mas em milésimos de segundo supera aquela insegurança: "Dá ele aqui que ele está com fome, tadinho!"

O "embrulhinho" é então colocado ao seio, que ele reconhecerá imediatamente, mesmo sem nunca ter tido a oportunidade de assistir a um comercial de TV. Sem perder tempo com "dá licenças" ou "may Is", o bebê abocanha o mamilo e suga com tanta habilidade, que parece não ter feito outra coisa nos últimos dez anos.

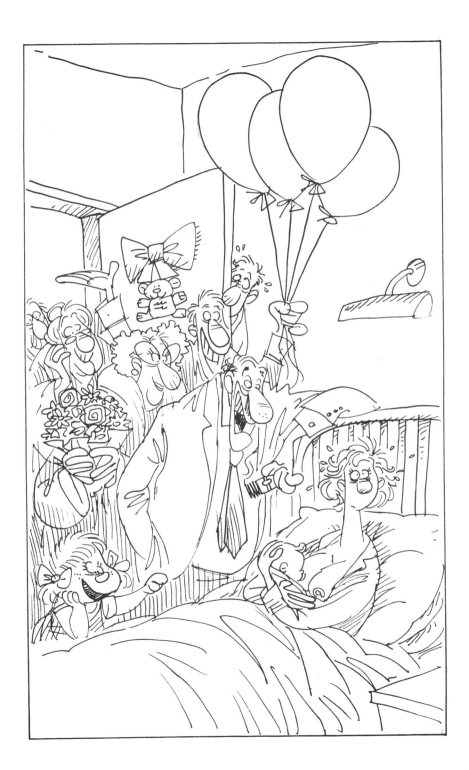

Pode acontecer, também, de o bebê não estar "a fins": em vez de sugar, ele decide simplesmente dormir, ignorando a presença daquela arqui-teta que se lhe apresenta.

"Desta vez ele não me escapa", pensa a mãe preparando o leitódromo.

Ansiosa por exercer a sua função de nutriz e também para que o bebê, sugando, a ajude a produzir o alimento de que ele mesmo necessita, a mãe se frustra com o aparente desdém do bebê e resolve partir para esforços proativos e provocativos: algodãozinho úmido passado na testa, cutucõezinhos nas bochechas, conversinhas ao pé do ouvido.

Depois de quinze minutos de ansiosas tentativas, o bebê desperta e FINALMENTE COMEÇA A SUGAR! Que sensação de... de... de que ainda não inventaram as palavras certas para descrever as sensações desse momento. O seu rebento está finalmente se alimentando do leite que foi preparado especialmente para ele, enriquecido com vitaminas, sais minerais e outras substâncias protetoras, e que não precisa ser esterilizado, nem aquecido, nem adoçado, porque tudo isso já foi adequadamente providenciado pelas forças da Natureza.

E eis senão quando irrompe no quarto a enfermeira coletora de bebês, anunciando que terminou o Tempo Regulamentar. "Mas ele só mamou um pouquinho!", explica a mãe, entristecendo. "Não se preocupe" – responde firme a enfermeira – "só mamou um pouquinho porque estava com pouca fome...", e sai triunfalmente, carregando o Grande Prêmio com uma objetividade e uma autoconfiança típicas de quem passa a vida cumprindo o Regulamento.

Você e seu parceiro não chegam a compreender a lógica da resposta, e menos ainda a lógica do Regulamento. De duas, uma: ou vocês aceitam o Regulamento e deixam pra lá, ou pegam o Regulamento pelos colarinhos e obrigam a enfermeira a deixar o bebê no quarto o tempo necessário para que ele mame tudo a que tem direito.

Ser Mãe é Sorrir em Parafuso

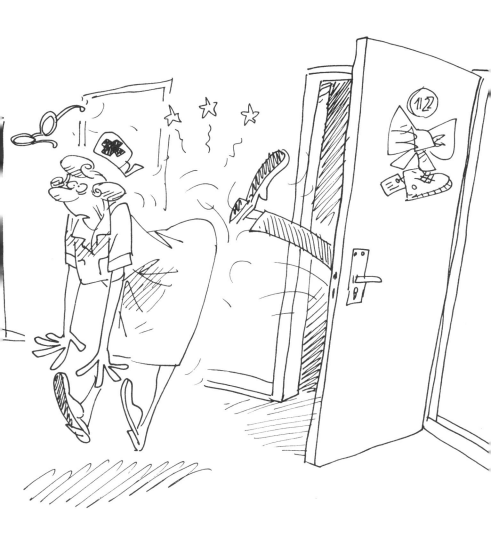

Uma coisa que não chega a pintar, durante o período denominado "pós-parto", é o tédio. Não há tempo para tais sofisticações existenciais.

Até a hora da próxima mamada, a mãe terá de subdividir muito eficazmente o tempo para poder realizar todas as atividades sociais, higiênicas e profiláticas inerentes à sua condição de puérpera: atender as visitas, ir ao banheiro, alimentar-se, atender telefonemas, recomendar à enfermeira quais as roupas que o bebê deverá usar após o banho, fazer curativos, posar para fotos, escovar os dentes, medir a pressão e a temperatura, tomar banho, secar os cabelos, tomar antibióticos e antiflatulantes, não esquecendo, ainda, de controlar-se para que os flatos não se liberem em momentos impróprios...

Se a mãe sofreu uma cesárea, estará se movimentando ao estilo "Corcunda de Notre Dame", o corpo em forma de "C" e o semblante ligeiramente contraído, de quem levou uma navalhada no ventre.

Se o parto foi normal, já no dia seguinte a mãe estará mais lépida e bem disposta do que poderia prever. Talvez ao andar arraste ligeiramente uma perna, defendendo-se daquela dorzinha mordente no períneo[8] (se o/a obstetra tiver optado pela episiotomia[9]). Neste caso, será mais confortável para a mãe sentar-se sobre aquelas almofadas de espuma com um buraco no meio, comumente usadas por pessoas com problemas de hemorróidas.

A propósito...

CAPÍTULO 9

A coisa

Antes era uma coisa ínfima, praticamente não se fazia notar. Aproveitando-se de circunstâncias facilitadoras[10], começou a botar as manguinhas de fora. Floresceu, intrépida, e logo não cabia mais em si. Veio determinada a pôr um fim à sua

---

[8] Que palavra! Seria muito mais adequada para designar algum instrumento náutico: "Atenção! Períneo dez graus para estibordo!"
[9] Pequeno corte que os obstetras costumam fazer no períneo para facilitar a passagem do bebê.
[10] Neste caso, um simples parto normal.

situação de insignificância, a mostrar quem realmente era e do que era capaz, quando pressionada, humilhada.

Sem dúvida conseguiu seu intento. Passei a cuidar dela com respeito e reverência, temendo represálias, ciente de que não seria sensato (nem possível) ignorá-la. A coisa agora estava *enorme* e parecia enfurecida, enlouquecida. Lançava fogo aos quatro cantos, como um dragão. O furor de suas labaredas não reconhecia barreiras: até os meus neurônios pareciam queimar, sem que neles eu pudesse aplicar algum tipo de pomada.

Submetida aos seus caprichos e exigências, curvei-me, ajoelhei-me, rastejei. Sinceros e incansáveis, meus esforços para acalmá-la eram infrutíferos. Tentei então amansá-la com panos quentes, levá-la em banho-maria. Prometi-lhe devoção eterna caso me deixasse em paz novamente. Por pouco não lhe ofereci a alma.

Em vão... Nada parecia sensibilizar a Coisa Enorme. Sob suas garras conheci as piores torturas, padeci terríveis sofrimentos físicos e psíquicos, não pude dormir nem comer, nem andar, sem que ela me subjugasse completamente.

Muitas vezes eu quis urrar, por descarrego, mas ela própria me fazia retomar a consciência de minha inferioridade, e eu instantaneamente engolia o urro, sufocava e mascava um palavrão murcho, impotente.

Felizmente sobrevivi. Ao cabo de dez dias de cuidados intensivos, ela resolveu me deixar em paz. Certamente satisfeita com os resultados de sua demonstração de força, acalmou-se e recolheu-se à sua reserva habitual, sem porém deixar claro que não mais voltaria.

Recuperei enfim meu bom humor, minha capacidade de discernimento, pude novamente andar, dormir, descontrair, cuidar do meu bebê, rir e, principalmente, *sentar* em paz...

CAPÍTULO 10
Pausa para incorporação de novo vocabulário

A partir do momento em que esbarra de alguma forma na linha da maternidade, você deve estar preparada para ouvir e, de preferência, compreender algumas palavras novas, com as quais antes nem sonhava.

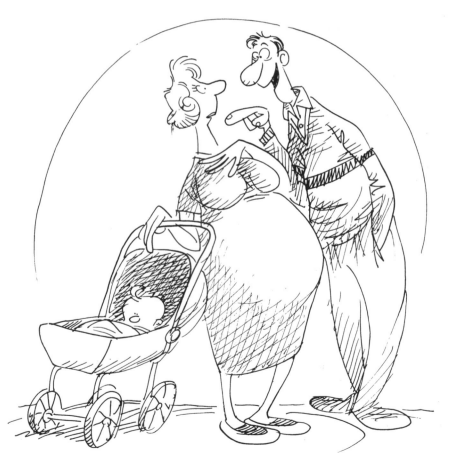

- **Nulípara, primípara, secundípara, multípara:** não se trata de conjugação de verbo pertencente a alguma língua morta nem são nomes científicos de plantas tropicais. Tais palavras significam, respectivamente: fêmea que nunca pariu; fêmea que tem o primeiro parto; fêmea que tem o segundo parto e fêmea que teve muitos partos.

- **Primigesta, primigesta idosa, secundigesta:** aqui não se trata daquelas primas que todo mundo tem, de primeiro ou de segundo grau, que são profundamente indigestas. Trata-se, respectivamente, da mulher que está grávida pela primeira vez; da que engravida pela primeira vez depois dos trinta-e-muitos anos e da que está grávida pela segunda vez.

- **Mulher pejada:** não significa mulher pelada em castelhano. Quer dizer mulher grávida, prenhe.

- **Esterilizador:** o nome é daqueles de impor respeito, assim como o aspecto do enorme apetrecho: mais parece um reator atômico, e antes de operá-lo espera-se poder ler um manual de instruções de umas duzentas páginas. Mas não se iluda com as aparências: trata-se apenas de uma panelona que serve para ferver mamadeiras e outros "breguetes".

- **Mãe:** é a palavra que você mais vai ouvir depois de sair da maternidade: "Pense bem, agora você é *mãe*..."; "Não seja louca! Agora, antes de tudo, você é *mãe!*"; "*Mãe*, eu quelo um pilulito!"; "*Mãe*, xixi!"; "*Mãe*, cocô!"; "*Mãe*! Olha o Dudu!"; "*Mãe*, o Guto desmontou o rádio do vovô e está jogando os pedaços na privada!"; "*Mãe*, olha como eu já sei mergulhar daqui! Ah, *mãe*, você não olhou! Olha agora! Viu? *Mããããe*??? Olha agora, de novo, *mãe!*" "*Mãe*, deixa eu dormir na casa do Gus hoje? Não tem problema nenhum, *mãe*, a família dele tá viajando, mas a Rê e o namorado dela também vão dormir lá, a gente vai só assistir a uns filmes, deixa, vá, *mãe*, deixa! Pô, *mãe*, eu já tenho treze anos! Ah, *Mããão*, que saaaco!!!..."

Por outro lado, determinadas palavras que você sempre usou, a partir do momento em que tem um bebê em casa, passará a usar de uma nova forma: no diminutivo. "Olha que gracinha o bocejinho dele! Ai, que lindo, ele deu um espirrinho!! Nossa, ele ainda não fez nenhum cocozinho hoje... Bem, pega aquela fraldinha pra eu enxugar esse leitinho... Cadê o chuquinha do chazinho? Xi, será que ele não vai ficar com faltinha de ar se eu tirar o pozinho da sala? Olha que bonitinho o pezinho... Não parece um pãozinho?!"

Finalmente, determinadas palavras ou expressões, que eram de uso corrente no seu dia-a-dia, poderão ser arquivadas para não ficarem cheias de poeira nos próximos dois ou três ou cinco anos: "Ai, que silêncio!", "Privacidade", "Ócio"; "Vou ficar a tarde toda sem fazer absolutamente nada hoje"; "Tenho dormido demais..."

Parte 4
EM CASA COM O BEBÊ

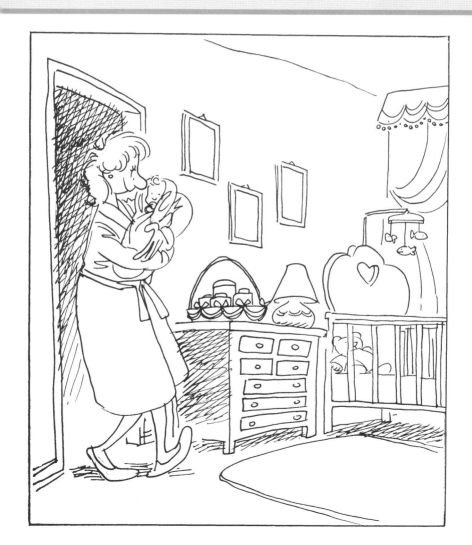

CAPÍTULO 11

Enfim, S.O.S.!

"E AGORA, QUÊ QUE EU FAÇO COM ELE?!", você se pergunta da boca para dentro, beirando o pânico, enquanto observa que o bebê, numa demonstração de completa insensatez, se abandona calma e despreocupadamente aos seus cuidados.

Uma ternura imensa a invade, misturada com uma ponta de culpa: "Meu bichinho, eu não sei *nada* sobre bebês, o seu pai até que está me dando uma força, mas logo ele vai voltar a trabalhar, e você aí, tranqüilinho, confiando na vida – e o que é pior – em mim..."

Mas o bebê mama e adormece, parece estar muito bem, embora a fralda tenha ficado meio torta, mal colocada. Minutos depois, tudo parece esplêndido: você começa a *se sentir mãe* e parte, decidida, para um reconhecimento do terreno que abandonou há alguns dias.

Há toda uma parafernália a conhecer: banheirinha, chuquinhas, carrinho, pacotes e mais pacotes de fraldas, panela para esterilizar coisas (chupetas, chuquinhas, mamadeiras etc.), pinça para pegar as coisas esterilizadas, roupinhas com abotoamento complicado, materiais para o curativo do umbigo etc.

Enfim, tudo parece perfeito, até você dar de cara com o espelho: ôps... tudo... parece... "quase"... perfei.... As fraldas que você resolveu colocar dentro do *soutien*, para absorver o excedente de suas mamas altamente produtivas, fazem com que o seu peito pareça um vasto travesseiro; sua barriga, agora desocupada, ainda está distendida; suas roupas de antes ainda não lhe servem e as da gravidez agora parecem um tanto anacrônicas; o umbigo, no estágio "botão-de-almofada", lá embaixo, deprimido...

CAPÍTULO 12

O primeiro banho

Aqui você tem duas alternativas: ou reúne toda a coragem, se concentra, reza um Pai-Nosso e decide dar você mesma, junto com o seu parceiro, o primeiro banho em seu bebê, ou pede o penico para alguma mãe-veterana que esteja disponível (sua mãe, sua sogra, uma amiga, a vizinha do lado...).

No segundo caso, você estará apenas adiando a sua estréia, que provavelmente será penosa da mesma forma mais tarde. No primeiro caso, você vivenciará uma das experiências sudoríficas mais intensas de toda a sua vida.

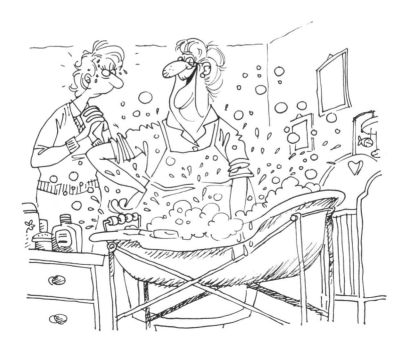

Aliás, nessa fase, a mulher readquire a consciência de que a Terra e a humanidade são predominantemente compostas de líquido: você ingere muito líquido (para ajudar na produção do leite); o bebê só ingere líquido; as fezes do bebê são praticamente líquidas; com freqüência você se vê embebida no líquido de sua própria transpiração; como muitas mulheres nesse período, talvez experimente suores noturnos; e certamente, como todas as mães, será contemplada de tempos em tempos com pequenos jatos de líquido morno em diferentes lugares do corpo.

Você resolve dar o primeiro banho no bebê, põe a banheirinha para encher e começa a organizar, em ordem de utilização, todas as roupinhas e apetrechos a serem usados durante e após o banho. Seu marido ficou encarregado de preparar o material para o curativo do umbigo.

"Pô, cadê o álcool?" – ele pergunta várias vezes seguidas. Você então lhe refresca a memória, dizendo que foi ELE quem comprou as bolas de algodão, as compressas de gaze E o álcool... Ele avisa que está indo até a farmácia buscar outro frasco de álcool.

Ao conferir o *status* da banheira... CRUZES!!!... Você corre e fecha o chuveirinho, evitando por pouco que a água transborde. E a julgar pela fumaça que se desprende daquela água, ELA ESTÁ PELANDO!... E agora, QUÊ QUE EU FAÇO??!! – você olha pra todos os objetos do recinto em busca de uma resposta. Como vou temperar essa água, agora? É claro que com um pouco de água fria, sua anta, mas a água tá tão quente que um pouco de água fria não vai adiantar, tem que ser um *monte* de água fria, e aí não vai caber. Então vou ter que enfiar o braço aí dentro pra tirar a tampa... Com certeza isso *não* deveria acontecer. Com certeza *ninguém nunca* teve que enfiar um braço inteiro numa banheirinha pra tirar a tampa, *antes* do banho, *justo* no primeiro banho do bebê... Se eu enfiar o braço todo aí nessa água com certeza vou contaminar a água e o umbigo, meu Deus!... Filhinho, acho que vou enrolar você na toalha e ligar pro pediatra. E cadê o seu pai, QUE NÃO CHEGA NUNCA???!!!

Felizmente a leoa que toda mãe de primeira viagem tem dentro de si reage, ruge, e você decide lavar o braço na pia, enfiá-lo na banheira, tirar a tampa, deixar escoar 85% da água quente, tampar de novo, colocar água fria só o suficiente para tornar a temperatura morna, e...

Segurar aquele bebezinho frágil e descoordenado dentro da banheirinha é o próximo esforço altamente mobilizador. "E se ele escapar da minha mão e se afogar nessa água?!", vai raciocinando você angustiada, enquanto cuida de não deixar entrar água nos ouvidos ou sabonete nos olhos do bebê.

Se tiver a oportunidade de subir numa balança antes e depois do primeiro banho, você vai notar que já emagreceu pelo menos uns trezentos gramas, o que favorecerá uma elevação do seu moral... E o que é ainda melhor: durante os próximos banhos, você certamente ainda vai transpirar um bocado!

Mas, como em tantas outras questões existenciais e práticas da vida, o tempo é um precioso aliado: passadas a insegurança e a falta de jeito dos primeiros dias, o banho vai se tornando um momento de enorme prazer e alegre interação entre os pais e o bebê.

CAPÍTULO 13

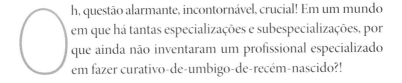

Oh, questão alarmante, incontornável, crucial! Em um mundo em que há tantas especializações e subespecializações, por que ainda não inventaram um profissional especializado em fazer curativo-de-umbigo-de-recém-nascido?!

Pois é... O curativo a ser feito no coto umbilical costuma ser outro evento altamente mobilizador de energias e uma nova experiência sudorífica intensa. Depois de enfrentar bravamente o desafio do primeiro banho, você gostaria agora de se enfiar durante meia hora numa banheira de água quente para relaxar, mas ainda *tem que fazer o curativo!*

Interessado em compartilhar dos cuidados com o bebê, mas igualmente inseguro com relação à operação a ser feita, seu parceiro se achega, mantém por segundos um grande sorriso comercial: "E aí, gente boa? Estamos todos juntos nesse barco, tá tudo certo... Vamos pensar proativa e positivamente..." E, ao olhar de perto aquele rabicó escuro e retorcido, espetado para cima, ele pára de falar e encosta carinhosamente o ombro no seu. Juntos, vocês observam como um simples coto umbilical pode teoricamente representar uma grande ameaça a pais inexperientes, em situação de precário autocontrole. E então, olhando um para o outro, vocês admitem que essa é justamente a situação em que vocês se encontram no momento. Ele fala, encorajador: "Isso deve doer horrores!" Você assente com a cabeça, funga e observa a lágrima que escapa dos seus olhos rolando para longe do umbigo do bebê. "Meu queridinho, mamãe não queria ter de fazer isso... eu sei que você vai urrar de dor, mas se eu não fizer esse curativo, isso pode infeccionar..." Trêmula, ultraconcentrada, respirando fundo, você inicia o trabalho: limpar com o algodão embebido em álcool 70%, secar com a gaze... Silêncio absoluto. "Incrível!... Não dói mesmo!" Você e seu marido se abraçam e só não pulam eufórica e repetidamente porque sabem que no andar de baixo há um casal de pais de primeira viagem e o bebê deles pode estar dormindo... "Ufa! Missão cumprida..."

Mas o sucesso do primeiro curativo (assim como o sucesso do primeiro banho) não chega a eliminar de uma vez os temores dos pais-frescos. Toda vez que você troca a fralda do bebê, Sua Alteza o

Coto Umbilical estará bem ali, te olhando fixamente, te desafiando, provocativo.

Até que um dia você olha (é impossível não olhar) para o local sagrado e... SANTO DEUS! O coto não está mais ali! Com o coração aos pulos diante da inesperada constatação, você revista ansiosamente as roupas e a fralda do bebê e... lá está ele, inerte, solitário, jogado num canto. *"ARRANQUEI O UMBIGO!"* Você treme na base, tenta grudá-lo de novo no lugar, mas ele se recusa, renitente. Recuperada a lucidez, você se dá conta de que o bebê já tem uma semana de vida e que provavelmente já era hora de o coto se desprender. "Que bom, o umbigo caiu!" – você abre um triunfante sorriso e respira aliviada.

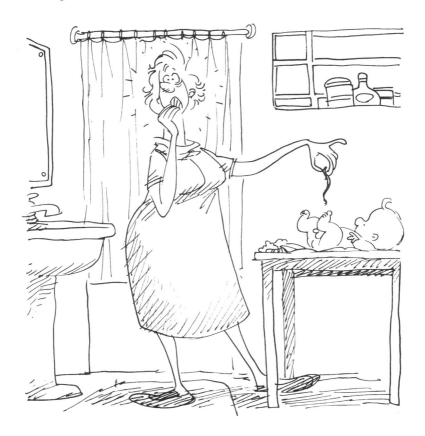

CAPÍTULO 14

Fraldas

Fraldas são acessórios indispensáveis e multifuncionais. A função mais conhecida delas é evitar (com uma margem de segurança de uns 70%) que a mãe, o pai, o berço, o sofá, os avós e o pediatra sejam brindados com os líquidos e sólidos quentes e de odor acentuado que o organismo do bebê produz em quantidades industriais e com inacreditável eficiência.

As fraldas de pano, feitas de puro algodão, são extremamente macias, o que as torna ideais para aconchegar o rosto do bebê ao colo de quem vai niná-lo, para criar uma atmosfera de penumbra que convide ao sono, para enxugar os efeitos do leite, chá e água regurgitados etc.

Quando usadas para acolher as necessidades fisiológicas do bebê, as fraldas de pano absorvem *também* um montão de trabalho e de tempo (são muitas por dia durante muitos meses). Por essa razão, cada vez mais a preferência dos casais recai sobre as fraldas descartáveis, desde que tenham (os casais) poder aquisitivo que não seja totalmente absorvido por elas (as fraldas)...

A troca das fraldas é uma operação simples, mas envolve questões sobre as quais as partes envolvidas ainda não chegaram a um consenso. A criança, se lhe fosse permitida a escolha, provavelmente optaria por ficar *sem* elas; enfermeiras e pediatras defendem a tese de que as fraldas devem ser trocadas sempre *antes* das mamadas, para evitar que a movimentação com o corpo do bebê o faça regurgitar; as

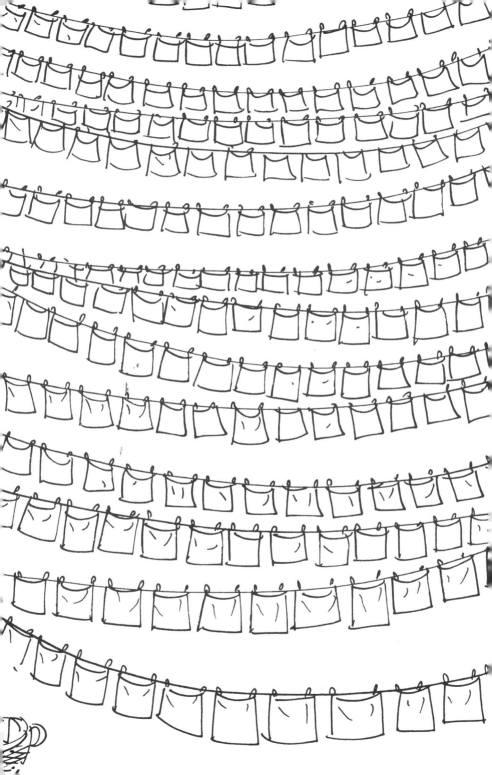

mães-veteranas, por seu lado, costumam trocá-las sempre *depois* das mamadas, porque sabem que bebês adoram obrar em fraldas limpas (muitos têm o que os pediatras chamam de "trânsito intestinal rápido", isto é, estão mamando e já estão obrando), o que implica uma dupla troca a cada mamada.

A ligação das mães e dos pais com as fraldas costuma ser intensa. Alguns casais entram em competição – pelo maior escore de fraldas trocadas/dia, ou pelo de maior freqüência de escapadas estratégicas.

As fraldas, enfim, são como a democracia: um sistema que pode ter lá as suas imperfeições, mas para o qual ainda não se inventou, no planeta, um substituto melhor.

CAPÍTULO 15

Amamentar

Uma cadelinha, que nunca teve a oportunidade de freqüentar cursos de preparação para o parto, consultas de pré-natal ou ler sobre técnicas de amamentação, parece muito à vontade e autoconfiante quando chega o seu momento de nutrir os filhotes.

Para nós mulheres, entretanto, amamentar não é um ato estritamente biológico, mas também psicossocial. E, nessas esferas, as coisas não costumam ser assim tão simples...

"Amamentar?? Foi tão fácil, tão gratificante!", afirma uma mãe veterana, com aquela serenidade que faz tremer na base quem enfrentou muitas dificuldades no processo.

"Eu não pude amamentar. Tive vários problemas que não consegui contornar", acrescenta outra mãe-veterana.

Ambas certamente estão sendo sinceras.

Amamentar não é exatamente "difícil", mas pode apresentar uma série de dificuldades. Inúmeros fatores podem contribuir para o sucesso ou para o impedimento do processo. Há mães que, bastante motivadas em relação à amamentação, vão atrás de informação e orientação prévias, e assim têm mais facilidade para contornar as dificuldades que surgem; há outras, menos motivadas, que acabam recorrendo precocemente à alimentação artificial, mesmo sabendo que o ideal para a saúde do bebê é mamar exclusivamente no peito por seis meses, no mínimo; há ainda mães que, embora decididas a enfrentar o desafio, acabam vencidas pelos obstáculos, por desinformação ou por outras razões.

A seguir, algumas das dificuldades que podem surgir no momento de botar o leitódromo para funcionar (as demais poderão ser encontradas nos livros e sites dedicados especificamente ao aleitamento).

Os seios e suas várias funções

Ao longo do tempo, nossos seios foram adquirindo uma série de funções sociais, dentre as quais se destacam: protagonistas de comerciais de TV para a promoção de produtos como xampu, amortecedores e chuveiros; adereços-de-peito muito apreciados nos desfiles de escolas de samba e bailes de carnaval, além, é claro, de suas tradicionais funções de fonte de prazer erótico e sexual.

Talvez por terem sido o primeiro "objeto bom" da existência da grande maioria dos seres humanos[11], talvez por terem sido muito bem desenhados, nossos seios tornaram-se uma imagem estética muito apreciada em todas as civilizações. Há seios por todos os lados, em todas as áreas da atividade humana: desde as oficinas mecânicas até os maiores museus do mundo. Apenas parte dessas imagens, porém, mostra os seios na sua função primordial de nutrição.

---

[11] Freud e Melanie Klein explicam...

Diante dessa multiplicidade de imagens e funções, nós, mulheres pós-modernas, podemos encontrar algumas dificuldades psicológicas na hora de nutrir os filhotes com nossos seios: antes profanas zonas erógenas, com a maternidade eles se transformam em templos sagrados de nutrição e transmissão de defesas imunológicas... Que tremenda responsabilidade, hein?

Bebês chorões

Há bebês muito calmos, que mamam e dormem, e praticamente nunca choram "fora de hora". Desses, não há quem não consiga cuidar com senso de alta competência pessoal. Há, porém, os bebês mais "gulosos" ou simplesmente "chorões", que parecem ter nascido com o aparelho interno de som travado no último volume, e que costumam desestabilizar a autoconfiança da mais serena das pessoas.

Aos primeiros choros "fora de hora" ou "inexplicáveis", se a própria mãe não for a primeira a desconfiar da eficácia do seu leite, sempre haverá por perto inúmeras pessoas dispostas a fazê-lo. "Esse bebê está chorando de *fome*", dirão alguns, tentando ajudar a mãe a solucionar aquele enigma. "Se eu fosse você daria uma mamadeira pra ele, tadinho..." acrescentarão com aquele ar de clarividência que de repente todos parecem ter, menos a mãe... E a pressão que o choro exerce sobre os miolos dela tende a aumentar muito a sua ansiedade, que em geral já não é desprezível nessa fase. Sua capacidade de discernimento acaba ficando muito prejudicada e pode levá-la a não notar, por exemplo, que enquanto ela, a mãe, está de bermudas e camiseta de mangas curtas, o bebê tem sobre o corpo "dez minutos" de roupa de lã!... Ou seja, ela pode não se dar conta de que bebês também choram por sentir calor, ou frio, ou algum desconforto menos fácil de identificar, como cólicas intestinais ou desejo de aconchego físico...

Ritmos

Se a mãe é uma pessoa superdinâmica, agitada, impaciente, que não consegue parar de balançar um pé ou os dois pés ou o corpo todo o dia inteiro, amamentar poderá parecer um tormento. Porque o ritmo da mãe, o ritmo do *"time is money"* das sociedades industrial e pós-industrial, em que tudo deve ser feito de preferência rápida e eficientemente[12], não é exatamente igual ao do bebê, que é apenas o ritmo natural, biológico.

Devido a essa diferença de ritmos, a mãe poderá começar a impacientar-se ao observar como o bebê é lento para mamar, como às vezes demora para arrotar e como, com a maior cara-de-pau, ele às vezes resolve querer mamar "muito antes da hora", como se a vida não fosse outra coisa a não ser ficar pendurado no seio, mamando e sentindo o cheirinho e o aconchego daquela de dentro da qual ele recentemente saiu. Uma mãe em ritmo de linha de montagem poderá tornar a amamentação um momento um tanto complicado para si mesma e para o bebê: afinal, ninguém consegue beber leite direto de um liquidificador.

De duas, uma: ou a mãe superagitada reaprende a viver num ritmo menos feérico (certamente com efeitos benéficos para a sua própria saúde) ou o bebê passa rapidamente a desaprender o seu próprio ritmo (talvez com conseqüências que mais tarde algum pediatra ou psicanalista tentará resolver).

Alimentado ao seio ou através de mamadeira, provavelmente a "expectativa" do bebê seja a de receber o seu alimento em um clima de calma e aconchego, através de um contato íntimo que o faça sentir-se parte de um mundo hospitaleiro e seguro, principalmente porque ele ainda não tem estrutura emocional para encarar o fato de que este mundo não é muito hospitaleiro e seguro.

---

12 "Num mundo onde tudo precisa ser instantâneo, rápido, sem esforço, sem observação, sem investimento de mim mesma quando faço, e sem dor...". Barry Stevens, *Não apresse o rio, ele corre sozinho...*

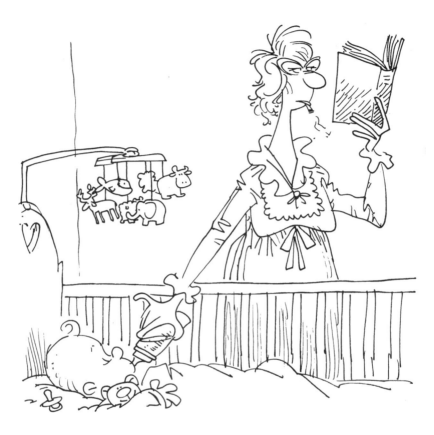

CAPÍTULO 16

Primeira consulta ao pediatra

A qui se trata da primeira visita dos pais-frescos com o bebê ao consultório do pediatra, que costuma ocorrer quinze dias após o nascimento. As primeiras "consultas telefônicas", porém, provavelmente começaram no segundo dia do bebê em casa, principalmente se mãe e bebê não usufruíram do sistema de alojamento conjunto na maternidade. Nesse último caso, durante a própria estada na maternidade a mãe tem oportunidade de aprender como cuidar do seu bebê, como também a de fazer diretamente às enfermeiras ou ao pediatra as perguntas que surjam em seus miolos.

Mas a primeira visita ao pediatra costuma ser bastante *sui generis*... O pai entra no consultório carregando a imensa sacola contendo os mais variados itens necessários aos cuidados com o bebê: chuquinhas, chupetas, fraldinhas, babadorezinhos, pomadas, roupas para eventuais trocas, um bloco de papel com oitenta perguntas a serem feitas ao pediatra após a consulta, fichas com anotações sobre quanto o bebê tem mamado e a que intervalos, dia-a-dia, desde o seu nascimento, algodão, lencinhos úmidos para a higiene do bumbum, lacinhos para grudar no cabelo (?) se for menina, chocalho com distintivo do time preferido do pai, se for menino. À mãe, em geral, cabe carregar o bebê, e ela o faz com aquele olhar esgazeado de quem pela primeira vez vê a luz do sol depois de quinze dias.

O bebê, dorminhoco e alheio como de hábito, não está nem aí para a sua primeira experiência de avaliação de desempenho. Em um mundo em que tudo acaba sendo avaliado nesses termos é bom mesmo que ele vá se acostumando.

O pediatra, detrás de sua escrivaninha, assiste àquela cena feita de gestos desajeitados e ansiosos pela milionésima vez em sua vida profissional e pensa com seus zíperes: *"Paciência, meu velho, são pais de primeira viagem..."*

Feitos os exames e perguntas de rotina, feita a pesagem e a medição da estatura do bebê, a mãe começa gradativamente a sentir-se melhor, menos aflita, extremamente aliviada mesmo, e então se dá conta de que está sendo aprovada no primeiro teste. O bebê cresceu, engordou, está tudo bem: nota dez para a mãe-fresca, que só não dá um beijo de agradecimento no pediatra porque isso seria um tanto inusitado. As mãos agora já não transpiram tanto, o fogo que havia em suas faces já arrefeceu, a mãe-fresca sente cada vez mais claramente a tranqüilidade e o bem-estar de quem se saiu bem na chamada oral.

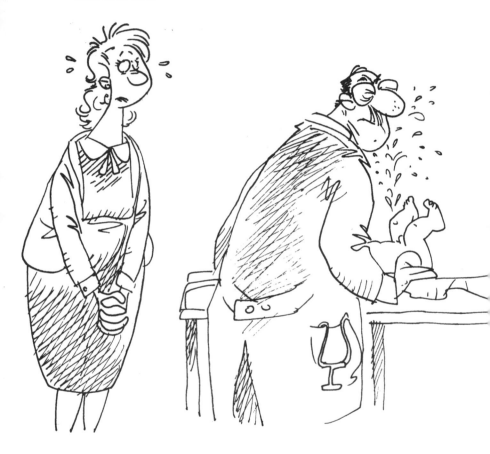

Ela tem até um pouco de vergonha quando começa a ler as oitenta perguntas que levou por escrito, mas já que está ali mesmo, toca pra frente: 1ª) "Por que ele fica o tempo todo de mãos fechadas? É normal isso ou será que ele puxou o meu pai?"; 2ª) "Por que às vezes ele passa até quatro ou cinco horas seguidas dormindo? Eu e meu marido até temos colocado um espelhinho perto do narizinho dele pra ver se está respirando!"; 3ª) "No dia dez, ele fez um cocô pastoso, cor de gema de ovo; no dia treze, o cocô estava um pouco mais líquido e era amarelo-ocre; ontem à noite, o cocô era pastoso outra vez e era cor de terra-de-siena natural. É normal isso?"

O pediatra, imunizado contra tais manifestações de ansiedade ululante, responde serenamente a todas as perguntas, orientando e tranqüilizando os pais novatos.

Para alívio do médico, o número de telefonemas e de perguntas (idiotas ou não) vai paulatinamente diminuindo, de forma diretamente proporcional à maior experiência e autoconfiança dos pais-frescos em seu relacionamento com o bebê.

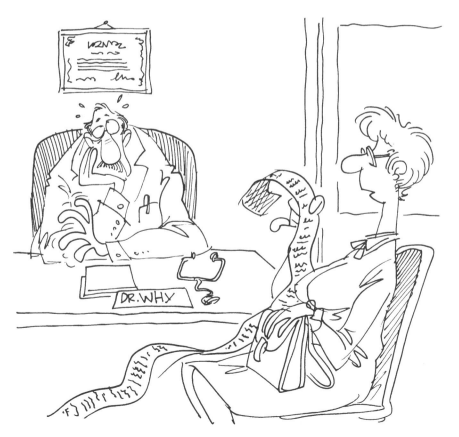

Parte 5
A MÃE EM PARAFUSO...

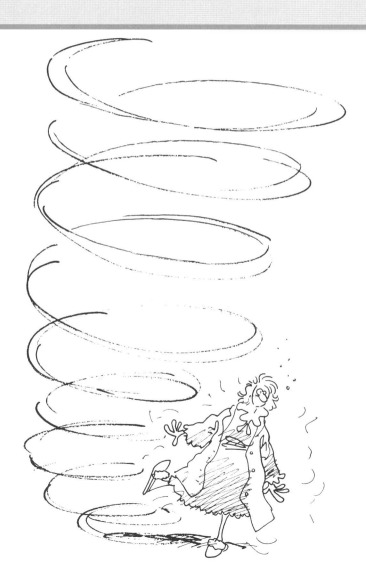

CAPÍTULO 17

Neuroses da mãe-fresca

Há mães que "tiram de letra" a tarefa de cuidar de um bebê recém-nascido (berçaristas, filhas mais velhas que ajudaram a criar inúmeros irmãozinhos, babás profissionais, por exemplo).

Mas a grande maioria das mulheres modernas só costuma ficar cara a cara com um bebê quando adota um ou quando dá à luz o seu próprio.

Por outro lado, os recém-nascidos em geral se comportam de modo verdadeiramente angelical (só choram nos "horários regulamentares" das mamadas, dormem a maior parte do tempo entre elas e quando estão acordados são verdadeiros príncipes). Alguns mantêm essa atitude nobre e cavalheiresca por tempo indeterminado, para a sorte dos pais, que então podem desfrutar o lado lírico e excepcionalmente gratificante de sua cria.

Há, porém, recém-nascidos que ao redor da quarta semana de vida começam a apresentar modificações de comportamento nem sempre muito confortáveis (para si próprios ou para seus pais): começam a chorar "fora de hora" com freqüência. Esta é *uma* das situações em que os filhos costumam provocar nos pais, e particularmente na mãe, o quadro que aqui denominamos de...

Síndrome de incompetência

Um certo dia, em plena madrugada, o bebê chora, pela primeira vez, "fora de hora". A mãe se levanta de um pulo, olha no relógio: "Ele não deveria estar chorando, ainda não é hora de ele mamar..."

Mas a realidade se impõe às suas conjecturas teóricas: o bebê *está chorando*. O pai pensa que está sonhando e cobre a cabeça com o travesseiro. Sem saber direito que atitude tomar, a mãe coloca o bebê ao seio. Ele suga um pouquinho (o instinto de sucção nunca tira férias) e começa a chorar novamente. Como costuma acontecer, a mãe pensa: "Deve ser fome..." Mas como ele se recusa a mamar ao seio, ela completa: "Ele está com fome, mas não quer o *meu* leite..." Certamente o bebê andou assistindo muita TV nos últimos dias e deve estar irremediavelmente influenciado pela propaganda de leite em pó. "Meu bem, acho que ele quer uma mamadeira!", a mãe repete onze vezes dentro do ouvido do marido, que finalmente acorda perguntando se já acabou o jogo de vôlei.

— Acho que ele quer uma mamadeira. Segura ele aqui enquanto eu vou fazer uma.

— Segurar ele?! Cê tá brincando! Eu não sei segurar ele direito!! — responde o pai verdadeiramente preocupado.

— Então vai você fazer a mamadeira. A receita está debaixo do telefone.

Com os neurônios embolados pelo cansaço, o pai acaba optando pela última alternativa, embora ainda lhe pareça menos arriscado atirar-se da janela do apartamento.

O bebê chora ininterruptamente. Sem saber o que fazer, a mãe tenta uma a uma a lista de alternativas: uma chupeta, três canções de ninar diferentes, último samba-enredo da Mangueira. Em vão... ele berra.

Enquanto isso, na cozinha[13]:

1º Ferver a mamadeira (o pai põe água no esterilizador para ferver a mamadeira e o bico).

---

13 Episódio baseado em fatos reais...

2º Ferver a água para preparar o leite em pó (o pai põe água numa chaleira para ferver).

3º "Como é que se faz esse troço??" – pergunta ele, desconsolado, os olhos cheios de areia e os neurônios ainda em fraca atividade.

4º Ler as instruções no rótulo da lata.

5º A água para o preparo do leite já está suficientemente fervida (aliás, por pouco não evaporou completamente) e o pai coloca a chaleira no *freezer*, para amornar mais depressa.

6º O bebê continua chorando sem parar; o telefone toca. "Quem será, a *essa* hora?!" – pensa a mãe, levantando o fone. A vizinha do apartamento de cima pergunta, solícita, se a mãe precisa de alguma coisa (pelo tom de voz, apenas um modo civilizado de transmitir que já está de saco cheio de tanto barulho). A mãe agradece, sem graça, e justifica: "Acho que ele está doentinho..."

7º A mãe vai com o bebê para a cozinha, acompanhar o andamento das operações. O bebê já demonstra sinais de cansaço, mas continua chorando.

8º O pai resolve ferver também um copo e uma colherinha, uma vez que vai ter de dissolver o leite em algum lugar e mexê-lo com alguma coisa.

9º "A água que está no *freezer!!*" O pai decide aquecê-la um pouco porque esfriou demais.

10º O leite não desempelotou... "Não tem uma peneira?" – ele acrescenta, com a voz esganiçada – "Uma peneira pra coar esse leite!!"

11º A mãe parece lembrar-se de que em meio à parafernália que ganhou no chá de bebê havia algo parecido com uma peneira, encaixada na ponta de um funil.

12º Embalando ritmicamente o bebê, ela procura o funil com a peneira, mas infelizmente, não o encontra.

13º Revirando o conteúdo de uma gaveta, o pai finalmente encontra o funil. Ferver o funil.

14º Por sorte, ao procurar o funil o pai encontrou também uma enorme pinça para pegar coisas quentes.

15º Ferver a pinça junto com o funil.

16º O bebê resfolega...

17º "E como é que se monta este funil, porra?!"

18º Com a ajuda da pinça de pegar coisas quentes, o pai consegue encaixar a peneirinha dentro do funil, coloca-o sobre a boca da mamadeira e despeja cuidadosamente o conteúdo do copo. O leite, meio grosso, não passa, mas com a ajuda da colherinha, em seis minutos tudo se resolve.

19º "Meu bem, isso aí que você usou pra coar o leite não é um coador, é uma peça da cafeteira italiana, tá lembrado? A que está quebrada... – a mãe diz, didaticamente.

20º O olhar perdido do pai vagueia da mamadeira recém-preparada para a mulher; dela para o bebê, que parou de chorar; dele para a "porra" da peça da cafeteira italiana; dela para o relógio da cozinha, que faz tique-taque e marca quatro da matina, no segundo dia do horário de verão...

21º O estranho silêncio do ambiente é então rompido: "Ele dormiu!..." – a mãe sussurra, com um grande e terno sorriso.

22º *"COMO ASSIM, DORMIU??!"*, pergunta o pai, perplexo.

23º "Fala baixo!... Sei lá, dormiu. Tadinho, vai ver que ele estava com cólica."

A mãe coloca delicadamente o bebê no berço e agradece a Deus pelo fim daquele tormento.

O pai, um tanto inconformado com o desfecho, dá um profundo suspiro, despeja a mamadeira tão duramente preparada na pia e se enfia na cama.

— Bom – ele diz, com o bom humor recuperado e o raciocínio totalmente desperto – foi uma sorte a gente não ter que dar essa mamadeira pra ele... Lembra o que o médico disse, que se tomar mamadeira, depois ele pode não querer mais fazer força pra sugar o peito?...

— Você guardou a mamadeira na geladeira? – pergunta a mãe, se ajeitando para dormir.

— Por quê? – o pai pergunta, encafifado.

— Ah, vai saber... E se ele chorar muito e quiser uma mamadeira depois da próxima mamada?...

— ...

Muitas noites maldormidas depois...

A mãe está dormindo, depois de mais um dia exaustivo. Chega aquela hora da madrugada em que os corpos pesam toneladas e tudo no mundo parece feito de borracha. Então, ela ouve o choro. "Meu Deus, outra vez!!" Infelizmente, bebês ainda não vêm equipados com *timer*, relógio digital ou mesmo ampulheta. Nunca sabem qual o momento apropriado para manifestar suas idiossincrasias.

Deve ser mais ou menos três e meia da matina e lá vai a mãe pelo corredor escuro feito um cavalo bêbado, sem conseguir encontrar a segunda manga do pegnoir. Silêncio... O choro parou, mas por via das dúvidas a mãe dá uma rápida olhadela no bebê (a essa altura do campeonato, ela começa a desenvolver uma atitude defensiva com relação ao filho: um certo *medo* do que ele possa vir a "aprontar"). Está tudo calmo. A mãe faz meia-volta, atravessa o corredor escuro como um touro míope e cai na cama feito um elefante morto.

"Não!... Outra vez!..." Ela já está de pé novamente e, repetindo o ritual anterior, dessa vez já chega ao berço com a camisola desabotoada. O bebê é colocado ao seio, mas não o aceita e continua berrando. "Deve ser a fralda, deve estar molhada", imagina a mãe, enquanto providencia a sua troca imediata. "Gozado, estava praticamente seca..." Ela começa então a embalar suavemente o bebê e depois de uns vinte minutos ele

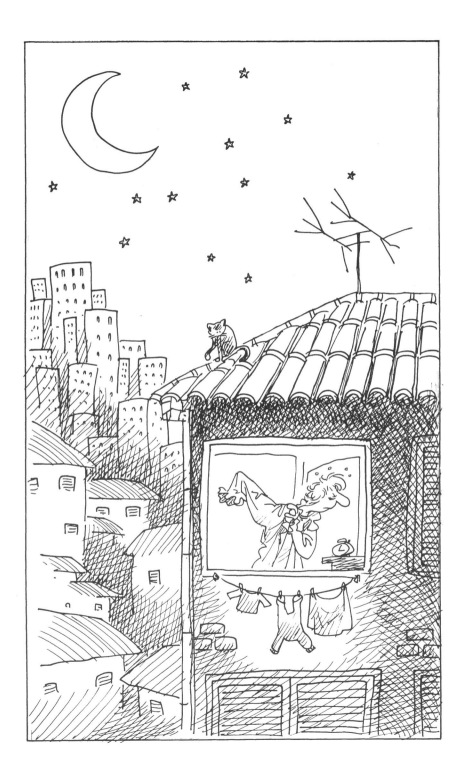

finalmente adormece. "Arre! Até que enfim vou poder dormir um pouco!". A mãe coloca delicadamente o bebê no berço e... *BUÁÁÁ!!!* Com um profundo suspiro, ela pega novamente o bebê e decide niná-lo por mais alguns minutos. Os músculos de seus braços e de suas costas estão arruinados. Ultimamente o bebê tem chorado demais e embalá-lo começa a tornar-se um recurso muito mais freqüente do que o bom senso recomendaria. Ela então se senta na pontinha do sofá, o bebê bem acomodado em seus braços ("Se pelo menos eu pudesse saber o que está acontecendo, por que ele chora tanto..."), e continua a embalá-lo ternamente, rezando para que ele adormeça de fato dessa vez.

Meia hora depois, ele está profundamente adormecido (a mãe começa a reconhecer o ritmo da respiração do bebê) e ela então se dirige lenta e cautelosamente para o quarto, para colocá-lo no berço. *BUÁÁÁ!!* – a mãe escuta ainda no vão da porta, e quase lhe chega aos lábios um palavrão, que ela engole rapidamente, com grande sentimento de culpa: afinal, é o seu filho que está ali chorando, talvez sofrendo, talvez com dores, precisando de solidariedade e aconchego. E mãe tem de ser solidária, não pode ter essas regalias de ter sono, dor nas costas, preguiça ou muito menos o direito de ficar dizendo palavrões às quatro e meia da madrugada... "Ele deve estar com cólicas" – pensa, e prepara a bolsinha de água quente. O bebê parece não gostar da idéia: chora ainda mais alto. Ela tenta fazer massagens na barriguinha dele. Nada. Com a voz embargada e lágrimas escorrendo pelas faces maldormidas, a mãe tenta uma nova cantiga de ninar (quem sabe ele já enjoou das outras), e anda desorientadamente com o bebê pela casa escura. O bebê resfolega...

A mãe não sabe mais o que fazer. Uma forte sensação de impotência começa a invadi-la ("Já tentei tudo o que era possível!"). Seu ego está esmigalhado, sua autoimagem nunca esteve tão diminuída, e a pressão constante do choro do bebê em seus miolos faz com que aquela sensação inicial de impotência se transforme aos poucos num leve ressentimento, afinal de contas já são cinco e quinze da manhã, meu benzinho, eu cuidei de você o dia todo, estou morta de cansaço, minhas costas estão doendo muito, minha cabeça está zonza e eu preciso dormir porque daqui a pouco começa tudo de novo, amorzinho, filhinho, pelo amor de Deus, *CALA ESSA BOCA!!...*

Assustado, o bebê chora ainda mais alto. Ele é mesmo um ingrato, um chato, um pequeno sádico cuja única diversão é fazer sua mãe de boba, alugá-la dia e noite a seu bel-prazer, egoistamente... "*EUREKA!!* – ela grita internamente – ele deve estar chorando de fome! Não tenho a mínima idéia do motivo pelo qual ele está chorando desde as três e meia, mas agora já é a hora de ele mamar!" Animada com o *insight*, a mãe coloca o bebê ao seio. Ele mama vorazmente, dá um arroto tipo emirados árabes e adormece instantaneamente sobre o seu ombro. "Tadinho, ele estava mesmo com fome agora... e também devia estar exausto de tanto chorar!"

A mãe coloca suavemente o bebê no berço e, observando-o comovida, inicia mais um diálogo interior de culpa e arrependimento: "Filhinho, desculpe, eu nunca pensei que pudesse ser capaz de perder a paciência assim com você. Sempre sonhei que iria ser uma mãe maravilhosa, alegre e brincalhona, sempre disponível e carinhosa. Eu estava conseguindo isso no começo, mas tenho estado muito confusa e perdida... Estou me sentindo sobrecarregada e carente... Tenho o maior respeito por você e sei que não tem culpa do que está acontecendo. Se você chora é porque está sofrendo por algum motivo, e eu quero ser solidária, quero que se sinta seguro e também que... você consiga gostar desta mãe tão incompetente, cheia de fraquezas e inseguranças... – rapidamente ela seca com a mão a lágrima gorda que ameaça despencar sobre o bebê. – Durma bem, filhinho, e sonhe com os anjinhos."

Deprimida, a mãe arrasta lentamente os seus chinelos em direção ao quarto, só que agora é impossível dormir: o dia já está claro e, pior: o marido ronca.

No dia seguinte, ainda sob o efeito do sentimento de culpa pela reação intempestiva da noite anterior, a mãe contempla o bebê, que nesse momento observa, concentrado, o boneco colorido pendurado na grade do berço. "Ei, queridinho, como eu adoro ver você assim tranqüilo... Espero que essa fase da choradeira passe logo, porque isso está acabando comigo e com todos os planos que eu fiz para o nosso relacionamento..."

A mãe leva o bebê para o banho, que ele adora, e canta as musiquinhas de sempre.

Duas horas depois... BUÁÁÁÁ!!
"Puxa, ele não dormiu nada! O que será *dessa vez?*"

A mãe pega o telefone, decidida a enfrentar outra vez a fleugma inabalável do pediatra. Do outro lado da linha, a mesma voz calma e a mesma cantilena de ocasiões semelhantes: "Vá tentando tudo o que puder: massagens, um pouco de colo, um banhinho morno, um chazinho de camomila... Os bebês até os três meses têm dificuldade para soltar os gases e têm cólicas... Tente também se acalmar, porque ele pode estar captando a sua tensão e aí é que ele chora mesmo. Se precisar de alguma coisa, volte a telefonar." "Merda, ele sempre diz a mesma coisa! Queria ver se ele ia continuar calmo desse jeito se estivesse aqui na minha pele!..."

A mãe-fresca se desdobra infinitamente, coloca à disposição do filho cento e vinte por cento de sua energia física e emocional, e sofre com a consciência de que não está dando conta nem de compreender os motivos do choro, nem de aliviar o sofrimento do bebê, nem de processar adequadamente as suas próprias emoções (durante o dia não há tempo nem para pensar, à noite quase não dorme, não relaxa), nem de manter-se apresentável.

Para coroar esse quadro, as comadres alertam: "Cuidado, não descuide de si mesma, hein? Tenha cuidado com a concorrência, hein?!".

Ser Mãe é Sorrir em Parafuso

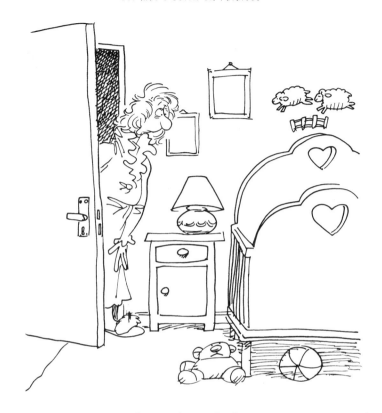

Ao procurar um médico em busca de alívio para o seu *estresse,* ela ouve mais uma vez a velha cantilena: "Nossa, mas você está desse jeito só por cuidar de um bebê??" De volta para casa, cabisbaixa, ela se pergunta se não seria melhor procurar ajuda psicológica – "Será que isso não é a tal depressão pós parto?" ou – pior – "Será que eu não estou regredida ou rejeitando o meu filho?" (Oba! Mais culpa!).

Neurose de sufocação

Uma das dúvidas cruéis que assaltam periodicamente a cabeça da mãe-fresca é a que diz respeito ao *risco de sufocação*. "Como eu devo deitar o bebê?" Alguns pediatras recomendam que se deite o bebê de bruços, outros de lado, para evitar que um possível regurgitamento

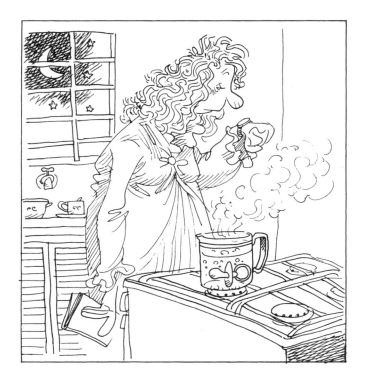

possa vir a causar-lhe problemas. Mas a mãe-fresca é um ser um tanto desconfiado, preocupado demais com a sua própria inexperiência e com o bem-estar do filho para acreditar em tudo o que lhe dizem. Se ela coloca o bebê de lado, fica com receio de que ele se movimente e vire de barriga para cima, sem que ela perceba. Se ela coloca o bebê de bruços, tem medo que ele fique com o rosto enfiado no travesseiro e não consiga respirar. Ela só não conta muito com as defesas naturais e com o instinto de sobrevivência do filho, porque ainda não pôde ter provas de que eles de fato existem.

Neurose de esterilização

Outra dúvida freqüente dos pais-frescos refere-se à esterilização. O que esterilizar e até quando? Há médicos que recomendam que se

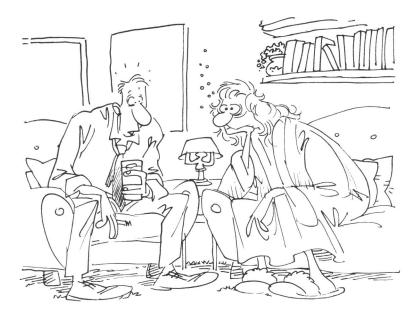

esterilize chupetas e recipientes em que se coloca o leite do bebê (no caso de mamadeiras) durante seis meses. Há mães-frescas, porém, que consideram que o seguro morreu de velho etc., e acabam esterilizando tudo o que deverá passar pela boca, pelas mãos ou pelo corpo do bebê. Há mães que já tentaram esterilizar o próprio seio e foram hospitalizadas com graves queimaduras; há mães que esterilizam o mamão, outras, o cobertor, os lençóis e o guarda-chuva do carrinho. Essas também não contam muito com as defesas imunológicas do bebê...

Crises de ausência

Durante os primeiros meses de vida do bebê, muitas mães não conseguem fazer praticamente nada que não seja pensar nele, olhar para ele e cuidar dele[14]. Visitas entram e saem, algumas

---
14 Há quem chame esse período de "quarto trimestre", considerando-o como um prolongamento da gravidez.

bem-vindas, outras que só enchem o saco com palpites do mais variados calibres e ficam esperando o cafezinho. Elas contarão muitos "causos", dos quais a mãe-fresca, em parafuso, só conseguirá captar um terço.

Todas as noites o pai chega do trabalho, vai olhar o bebê, que freqüentemente está dormindo. Bebericando descontraidamente um drinque, começa a contar para a mulher as alegrias e os dissabores de seu dia. É provável que ela ouça uma parte, até seu pensamento voar inadvertidamente para o bebê, para as fraldas que é preciso comprar, para as roupinhas que é preciso lavar, para a temperatura que infelizmente está caindo e poderá fazer com que o bebê pegue um resfriado, para o relógio mais próximo, para ver se não está na hora do bebê mamar novamente...

Alucinações "chuveirais"

A mãe-fresca em geral espera que alguém a substitua em determinado momento, para que ela possa tomar um relaxante banho quente. Mas como nem sempre isso é fácil, algumas vezes ela decide ir para o chuveiro para um banho rápido, após alimentar o bebê e deixá-lo dormindo em seu berço.

"Agora dá", pensa a mãe com tanta satisfação que, se alguém a surpreender nesse momento, pensará que ela está prestes a fazer algo muito menos prosaico. Ela corre para o quarto, pega roupas limpas, liga o chuveiro. Cabeça e pescoço ensaboados... BUÁÁÁ! "Não pode ser... ele tava dormindo tão pesado!" – ela se enrola na toalha e enfia a cabeça no vão da porta: silêncio absoluto no ambiente. Ela volta para o chuveiro, ensaboa mais uma parte do... o choro novamente! Sai do box outra vez, estica o pescoço para fora da porta. Nada... Essas são as *alucinações chuveirais*, que muitas mulheres experimentam durante meses a fio.

CAPÍTULO 18

O bebê, um mistério...

Durante o período de gravidez, o bebê, até então chamado pelos especialistas de *feto*, é alvo de inúmeras fantasias de sua mãe-hospedeira. Ela tem, por um lado, a sensação de estar "criando uma nova vida" mas ao mesmo tempo sente que está apenas abrigando-a porque esse novo ser se desenvolve de forma autônoma, exigindo dela apenas que se alimente (e para isso faz com que ela tenha uma fome avassaladora)...

Embora se desenvolva em silêncio, mineiramente, sabe-se que o feto, principalmente nos últimos estágios de sua permanência no útero, já dispõe de uma grande sensibilidade, capaz de informá-lo acerca de uma gama variada de assuntos do mundo exterior.

De dentro de seu aconchegante (embora um pouco apertado, como todas as habitações modernas) abrigo, ele pode antecipar, por exemplo, se sua mãe é uma soprano, uma contralto ou uma barítona. Pode constatar que certas coisas aqui fora se repetem de forma mais ou menos cíclica: em determinado horário, todos os dias, um som estridente antecede o momento em que sua mãe sairá da posição horizontal e começará a movimentar-se freneticamente por todos os lados; durante muito tempo, o que há para escutar são apenas certos ruídos um tanto indefiníveis e sem graça, o que o faz pensar que o dia-a-dia de sua mãe não é lá muito estimulante; às vezes, ao final desse período de monotonia, é possível escutar um som forte e bonito, que deixa sua mãe muito animada, pois nessas ocasiões ela se mexe toda, de maneira rápida e ritmada, ao mesmo tempo que usa sua voz para acompanhar o som; mas o mais comum é que, após aquele período de monotonia sonora, sua mãe fique paradinha, com a bunda apoiada em alguma coisa, quando então se ouvem os barulhos mais difíceis de suportar: ruídos atrapalhados, embaralhados, um grudado no outro, intercalados de vez em quando por algo como um "plim-plim".

Ao nascer, o feto, já então promovido a *bebê*, faz questão de fazer charme, manter um certo mistério, não demonstrando de imediato toda a sua inteligência e sensibilidade: ele age o tempo todo como um pequeno "ausente", um serzinho desligado, desinteressado de tudo à sua volta, inclusive de sua mãe e de seu pai, que nesse momento já gostariam de vê-lo sorrindo para eles, cantando e fazendo gracinhas... "Tudo a seu tempo..." – ele decide e acrescenta: "Um dia desses eu começo a sorrir, a olhar pra vocês do meu jeito especial e aí vocês vão ver o que é se apaixonar mesmo por alguém!..."

Nesse período o bebê parece mais um "tubo digestivo" lutando para desenvolver-se: ele concentra todos os seus esforços em sugar o alimento, processá-lo internamente e lutar para que os resíduos e gases resultantes possam ser devidamente expelidos.

Paralelamente à frustração que o desinteresse do bebê causa em seus pais, a impossibilidade de uma comunicação mais clara torna a vida de todos muito complicada nessa fase: o bebê só se expressa pelo choro, e os adultos, que até hoje não conseguiram desenvolver um meio eficaz de decodificação, vêem-se em apuros ao tentar interpretar a todo momento o que o bebê quer dizer com *aquele* choro específico...

Sem um método infalível para compreender a linguagem natural do bebê, os pais não têm outra alternativa senão dar tratos à bola e, por ensaio e erro, ir aos poucos desvendando os enigmas apresentados pelo rebento. Este, por outro lado, expressa-se pelo choro, mas ainda é um ser desprovido dos conhecimentos mais básicos acerca da sociedade em que vive. Mesmo que pudesse expressar-se por palavras é provável que, pela sua inexperiência, pedisse um penico, quando na verdade precisaria que alguém lhe tirasse as meias porque está com muito calor nos pés. Ele é capaz apenas de *sentir* as suas necessidades, mas não de identificá-las.

A menos que a tecnologia pós-moderna seja capaz de desenvolver algo a esse respeito, o único meio de os pais conhecerem o bebê, seu temperamento, suas necessidades e idiossincrasias, é cuidando dele, estando atentos às suas reações, procurando *ler* todas as suas manifestações. Dessa forma, pais e bebê aprenderão juntos a desvendar aqueles mistérios, até que o último tenha condições de expressar-se segundo o código socialmente estabelecido: a linguagem falada.

CAPÍTULO 19

Rotina

Há pessoas que amam a rotina, outras que verdadeiramente a abominam. Para as primeiras, a rotina constitui um meio de situar-se, de manter uma certa disciplina e organização produtivas. Para as últimas, rotina é pura caretice, convite ao tédio mortal, descurtição, pasmaceira. Para estas, o bom da vida é viver o que pintar, numa boa, sem regras ou métodos e, principalmente, sem rotina...

Para a mãe-fresca, a rotina é ao mesmo tempo um suplício e uma bênção. Estar atracada à cria vinte e quatro horas por dia, sabendo exatamente tudo o que acontecerá desde que ela põe o pé fora da cama – eis um dos mais angustiantes aspectos do cotidiano. E, como conseqüência, até mesmo o reclamar da rotina perde o seu efeito amenizador porque passa a fazer parte da própria rotina.

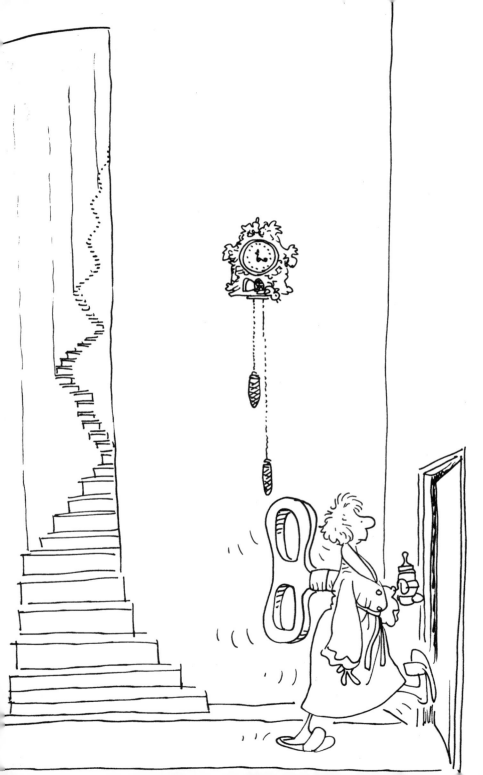

Mas chega um momento em que a mãe-fresca se surpreende *ansiando* pela rotina, por uma rotinazinha benfazeja que lhe permita programar um tempinho para almoçar e jantar sossegada, uns instantinhos para ir ao banheiro e desincumbir-se das sagradas e salutares atividades fisiológicas, uns momentinhos para olhar-se no espelho e dizer: "Aí estou eu! Ainda existo!!"

O estabelecimento de uma rotina pode ainda facilitar que a mãe-fresca passe a ter um tempinho à noite para ver um filme na TV, por exemplo. O único problema é que crianças pequenas adoram acordar para mamar bem no meio do epílogo.

CAPÍTULO 20

Sorrindo em parafuso...

Depois de um dia exaustivo, mal-humorada por causa do cansaço, da choradeira, da completa falta de privacidade, com o saco na lua, a mãe põe o bebê para dormir e joga-se pesadamente no sofá a fim de bater um papo adulto, diferente, com o marido. Provavelmente não passarão mais do que dez minutos até que ela própria, com um sorrisão embasbacado, comece a evocar as mais recentes gracinhas do bebê: as caretinhas, os bocejos, os espirros, os gestos de mão, as espreguiçadas, os pequenos ruídos ou o sono tranqüilo do bebê. Se amamenta ao seio, terá uma satisfação pessoal imensa ao constatar como, com o sumo de seu próprio corpo, aos poucos faz desaparecerem as ruguinhas que franzem a pele de seu rebento – consegue engordar a sua cria! O contato íntimo e quente que mantém com o filho produz uma exacerbação de sua afetividade, ao mesmo tempo que a torna irmã e cúmplice de todas as outras mães do Universo.

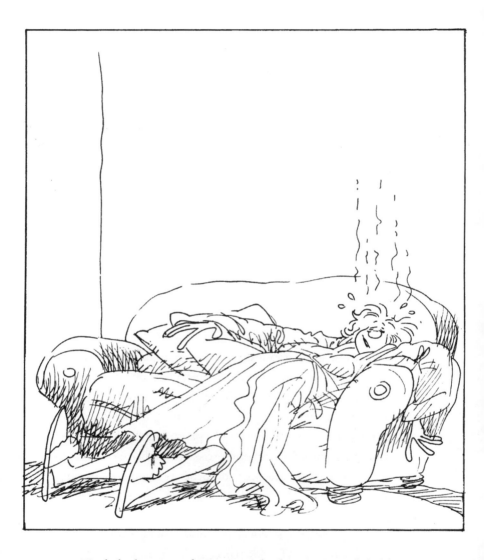

Um belo dia, a mãe-fresca já está de plantão, como de hábito, para a choradeira das dezoito horas e... Nada! "Incrível! Ele chora todo dia neste horário! Por que não está chorando ainda??" – ela pensa, encafifada. No dia seguinte e nos demais, novamente o bebê *não* chora nos horários habituais. *"ALELUIA! ACABOU A CHORADEIRA!!"* Aquele tormento, que parecia que iria durar para sempre, felizmente terminou: o bebê está com suas funções mais desenvolvidas, mais adaptadas à nova vida extra-útero.

Noutro dia, o bebê sorri pela primeira vez. A mãe e o pai não acreditam no que vêem: ele ainda é tão pequenininho!... – e despencam de emoção. Diante dessa primeira interação mais objetiva entre o filho e eles, diante desse gesto inesperado e profundamente cativante, a vida adquire um sentido muito mais palpável. Quanta meiguice consegue expressar um pequeno ser que ainda nada conhece deste mundo! E que imensa ternura desperta em seus já abobalhados pais – uma ternura que só vai aumentar, aumentar, aumentar, até virar o AMOR mais importante e intenso da vida da mãe e do pai.

Momentos como esse, de grande compensação emocional, se tornarão cada vez mais freqüentes, tornando mais leve o cotidiano dos pais-frescos. Virão as primeiras tentativas do bebê de sentar; ficar em pé; as primeiras palavras (com que delícia de voz!); as primeiras gargalhadas espontâneas (um dos sons mais estimulantes e refrescantes que os pais podem ouvir nessa vida); as primeiras lutas e conquistas (com a torcida incondicional e intensamente corujal dos pais nos bastidores, acompanhada de todas as figas possíveis); as manifestações de afeto e de temperamento, as traquinagens sadias e criativas.

Cada vez mais o dia-a-dia estará pontuado de acontecimentos imprevistos e surpreendentes. Eles poderão deparar-se com um par de meias sedento que decidiu mergulhar no copo de água que estava sobre o criado-mudo; com uma batata inglesa que, atenta aos ditames da moda, resolveu calçar o sapato novo da mãe-fresca; com uma escova de dentes calorenta que se refresca dentro da geladeira ou talvez com uma camisola de *lingerie* que, desiludida, decidiu afogar-se no vaso sanitário. Por trás dessas estranhas ocorrências há alguém cuja energia e inventividade parecem ser infinitas, alguém cujo único objetivo e interesse é divertir-se com a vida, com as coisas, sem reconhecer quaisquer limites. E a mãe-fresca, mesmo em parafuso, sorri deliciada...

Parte 6
O PAI

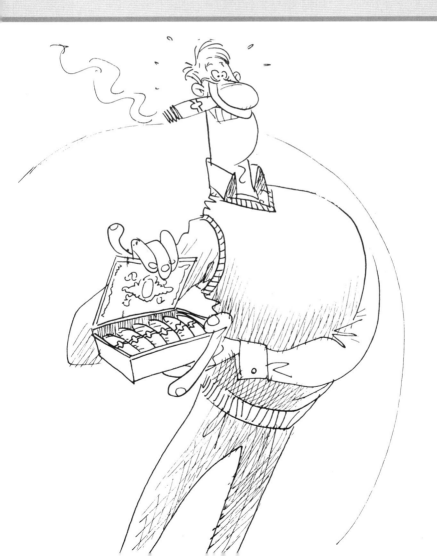

CAPÍTULO 21

O pai "ausente", o novo pai e o pai de todos

Para os povos primitivos, o homem não tinha qualquer participação no processo de reprodução. Alguns acreditavam que a mulher era fertilizada pelos raios lunares. Após terem ido pessoalmente verificar essa hipótese, soviéticos e norte-americanos chegaram à conclusão de que ela não procedia: na lua não havia nada que se assemelhasse a um espermatozóide.

Até alguns anos atrás, era comum o pai só aparecer dormindo e roncando, nas cenas da vida de um filho recém-nascido. Quem sabe esse distanciamento não seria fruto daquele *handicap* inicial, de um componente atávico que os levaria a sentir que não tinham muito a ver com a prole, mesmo depois de saber que tinham, sim, a ver com a reprodução?

Até uns vinte anos atrás, o folclore da civilização ocidental reservava para o pai basicamente três funções em relação ao nascimento dos filhos: fecundar o óvulo, esperar fumando ansiosamente no corredor da maternidade enquanto rolava o parto e prover as necessidades materiais da família.

Essa versão legitimava a rotina do pai omisso, que consistia em sair para trabalhar quando os filhos ainda dormiam, retornar tarde da noite, quando os filhos já estavam dormindo e exigir os chinelos e o jantar.

Hoje é possível observar muitos pais que não se deixam conduzir pelo velho estereótipo machista e curtem os filhos desde a gestação. Sentem prazer em ajudar a trocá-los, os embalam carinhosamente, fascinam-se ao acompanhar seu desenvolvimento, participam das reuniões na escola, dispõem-se a cuidar deles enquanto suas mulheres desfrutam de um pouco de privacidade, descanso e silêncio. Felizmente, esses espécimes, que até alguns anos atrás constituíam uma irrisória minoria, porém preciosa para suas companheiras e filhos, são cada vez mais numerosos. É também significativo e crescente o número de pais que requerem a tutela dos filhos nas separações do casal.

A mãe-fresca gostaria de poder decretar a prorrogação da licença-paternidade para trinta dias[15], para poder compartilhar com seu parceiro esta fase tão difícil e mobilizadora, fazê-lo compreender que a vida não está fácil, que ela, antes uma pessoa dinâmica, decidida, independente, agora não consegue nem mesmo dizer sem hesitação quem ela é, o que pretende da vida, quais eram mesmo os seus objetivos pessoais antes de o bebê nascer e que, se continuar assim sobrecarregada e sem ar indefinidamente, será obrigada a pedir demissão do cargo.

O pai diz que compreende, tenta acalmá-la prevendo dias melhores e continua levando a sua (nada fácil) vida de sempre: trabalhando dez a doze horas por dia; encarando desafios e metas quantitativas individuais às vezes impossíveis de atingir; batendo papo com colegas que às vezes querem comê-lo pelo pé; tomando cafezinhos, engolindo os sapos habituais... E sentindo uma falta danada da disponibilidade mútua com que ele e sua mulher costumavam brindar-se à noite, dos longos papos relaxantes, da cumplicidade, do namoro. Nessa fase, alguns chegam a filosofar, melancólicos, que "as mulheres não são mais as mesmas depois que têm filhos – você sabe, as mudanças hormonais...", enquanto mamam sua cervejinha estupidamente gelada.

Apesar de todas as mudanças comentadas, muitos pais começam a se interessar mais pelos filhos quando já estão mais crescidos e "já não enchem tanto o saco", ou seja, quando são já bastante independentes e quase não precisam de ajuda.

---

15 Felizmente, esse desejo está em vias de se tornar realidade, assim como o aumento da licença-maternidade para seis meses.

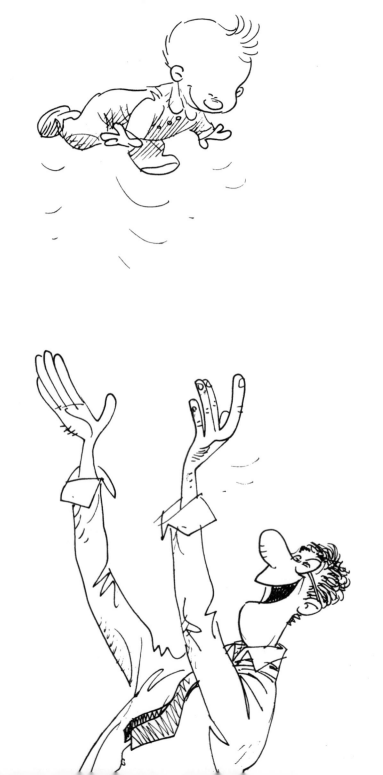

Nesses casos, quem arca com todo o trabalho físico e mental (preparar a comida, alimentar, trocar, dar banho, escovar os dentes, colocar na cama, estimular, ensinar os limites, prevenir acidentes, levar para passear, transmitir conceitos, proporcionar segurança emocional, mostrar os perigos, atender às necessidades noturnas, socializar, enfim, os filhos) é a mãe, muitas vezes sem qualquer ajuda de terceiros. E ela, presa nas garras de seu próprio senso de onipotência, não chega a atinar que está prestes a ser engolida por um buraco negro.

No outro extremo do *continuum* há uma outra minoria, a dos "pais de todos", tiranizados e espoliados por uma dinâmica de relações em que a mulher, assumindo o papel de extremamente frágil e dependente, deixa para o parceiro a responsabilidade sobre todas as ações e decisões em relação à família: ganhar o pão, comprar o pão, passar manteiga no pão, levar e buscar os filhos na escola, monitorar as idas e vindas das atividades extracurriculares, cozinhar, fazer as compras da casa, pôr o lixo fora, preencher os cheques e engraxar todos os sapatos.

CAPÍTULO 22

A batalha pela divisão de tarefas

Até alguns anos atrás, a divisão de tarefas "clássica" (o marido trabalhava fora e a mulher dentro de casa) era aceita, simplesmente, pelas partes envolvidas.

Com um número significativo e crescente de mulheres trabalhando fora, e também sob a influência do movimento feminista, as atitudes de omissão masculina no lar estão sendo cada vez mais contestadas e há, nos bastidores de inúmeras residências, uma verdadeira *batalha* sendo travada com o objetivo de equalizar um pouco mais a carga de responsabilidades e tarefas.

De forma aberta ou sutil, é comum que cada um dos parceiros faça um "registro interno" de cada atividade feita por esse ou por aquele, e quem se sente prejudicado na divisão acaba estrilando... Não é brincadeira a quantidade de energia que essa "disputa" consome! Como seria mais confortável para todos se a cooperação e a divisão de tarefas fosse fruto de uma atitude espontânea de solidariedade...

Domingo em casa, bebê na fase de engatinhar. A mãe amamentou, trocou, arrumou as camas, lavou a louça do café. Enquanto isso, o pai leu uma parte do jornal. O dia está bonito, ambos decidem dar um passeio com o bebê. Na volta, a mãe sentencia: "Agora você fica com ele que eu vou preparar o almoço." O pai liga a TV para assistir à Fórmula 1 e tenta manter o bebê por perto. Depois de algum tempo, mobilizado pelas emoções da prova, o pai não repara que o bebê engatinha em direção às escadas.

A mãe aparece na sala para dar uma espiada na corrida e surpreende o bebê já no quarto degrau, lépido e feliz. O pai, sem graça, explica que se distraiu só alguns segundos e que se esse bebê continuar assim tão rápido, no futuro vai ser um campeão da Fórmula 1. A mãe põe o bebê no carrinho e leva-o para a cozinha.

Enquanto apronta a mesa, ela faz planos para as próximas horas: enquanto o bebê dorme eu vou ler um pouco, depois ouvir os CDs que comprei, enquanto bordo o meu tapete.

A corrida terminou. O pai, exultante com o resultado, toma um uísque triplo para comemorar.

Depois do almoço, a mãe põe o bebê no berço para a sesta. O pai também decide dormir, porque uísque triplo antes do almoço dá um sono danado.

A mãe arruma a cozinha, limpa o fogão, dá uma olhadela nas manchetes do jornal e deita no sofá com seu livro. Duas páginas depois, lembra das roupas do bebê, que é preciso colocar no varal. Ao voltar à sala, coloca um CD para tocar, bem baixinho, para não acordá-lo (o bebê; o pai não acorda, não tem perigo). Senta-se na poltrona com o tapete arraiolo em andamento.

Meia hora depois, o choro. "Já? Ele não dormiu nada!" – ela vai até o quarto buscar o bebê, que sorri alegre e desdentadamente.

A mãe o coloca no chão com seus brinquedinhos e retoma o arraiolo. Quinze minutos depois, entediado, o bebê começa a tentar escalar o arraiolo, sem capacete, cordas ou pinos.

A tarde está bonita, a mãe resolve levar o bebê para passear de carrinho. Ao voltar, encontra o pai na sala, diante da TV. Ela dá banho no bebê, amamenta-o e pergunta: "Você olha ele agora pra eu tomar um banho?" Sentindo-se um tanto perseguido, o pai reclama: "De novo?! Pô, eu não posso nem assistir um filme inteiro sossegado?!" Ao que a mãe, absolutamente furiosa, despeja: "EEUNUNCAPOSSOFAZERABSOLUTAMENTENADADOQUEEUQUEROEVOCÊVAITOMARCONTADELESIMPORQUEAGORAEUVOUTOMARUMBANHOEPREPARAROJANTAR,SAACO!!"

Segunda-feira. Logo cedinho, a mãe escuta aliviada os primeiros ruídos da empregada que inicia seu trabalho. "Graças a Deus que esta *santa* existe..."

Lo Galasso

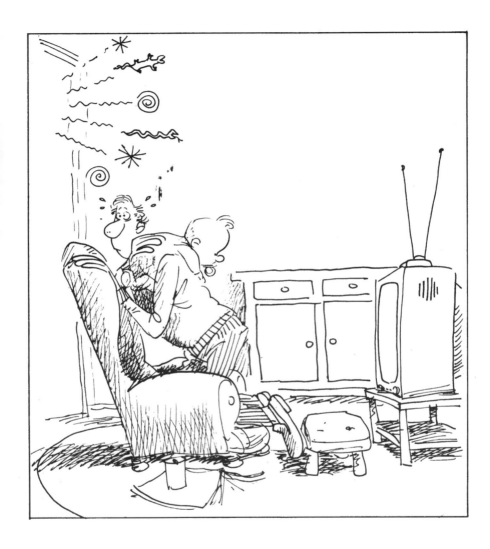

Parte 7
O BEBÊ CONQUISTA O MUNDO

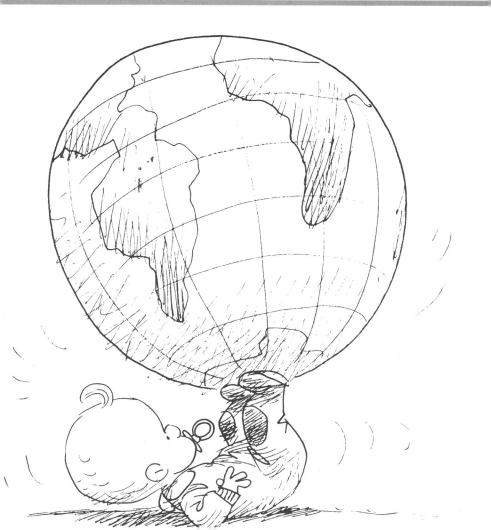

Lô Galasso

CAPÍTULO 23

O passeio do bebê

O pediatra, que se tornou o repositório de todo o saber relativo às crianças (a velha e famosa "intuição materna" tem estado em baixa, ultimamente, não se sabe se por falta de tempo, de estímulo ou de autoconfiança), recomenda que as mães passeiem com seus bebês todos os dias, cedinho e à tardinha, horários em que a radiação solar é mais saudável.

Se você é do tipo madrugador, pulará da cama às cinco e meia, quando o bebê costuma mamar, e em seguida estará agitando o ambiente todo, arrumando, guardando, limpando e sujando, cozinhando e lavando, fervendo e esfriando, espremendo e coando, torcendo e quarando, correndo e arfando. Se for esse o seu ritmo, lá pelas nove e meia você estará quase pronta para passear com o bebê, levá-lo para tomar o sol de que ele tanto necessita. Só resta montar o carrinho, o cestinho em cima do carrinho e o guarda-chuvinha em cima do carrinho e do cestinho, mais o suporte para a mamadeira de suco ou água, uma cobertinha, aquela fraldinha e também uma chupetinha, sem esquecer também, é claro, o chocalhinho.

Às dez você sai de casa mas, pensando bem, é melhor voltar, porque o pediatra recomendou evitar o sol depois desse horário.

Se você é daquelas que antes das nove e meia não conseguem distinguir seu marido da chapeleira do *hall*, provavelmente passará um bom tempo consumida entre o desejo de passear com o bebê e o sentimento de culpa por não acordar em tempo hábil.

Mas um belo dia as circunstâncias ajudam e você finalmente consegue: a parafernália de passeio é montada, o sol não está muito quente, você está bem disposta. O bebê vai ter uma de suas primeiras chances de viver perigosamente! Curtirá o *heavy metal* dos caminhões-tanque, dos ônibus e das motocas envenenadas, fruirá as emoções de um verdadeiro *motocross* ao percorrer as calçadas e ruas esburacadas de seu bairro, terá seu ainda imaturo sistema olfativo vivamente estimulado pelo odor selvagem e excitante do álcool hidratado e da gasolina de baixa octanagem... E, principalmente, ele adorará curtir tudo isso em altíssimas velocidades, sentindo-se um verdadeiro piloto de corrida, mesmo sem saber que o piloto, na verdade, é você e que a velocidade não é um fim em si mesma, mas um meio de evitar que vocês sejam atropelados, assaltados, interpelados a todo momento por mendigos ou vendedores ambulantes, ou simplesmente uma forma de evitar que sua família fique sem almoço.

CAPÍTULO 24

O bebê vai à praia

Até ter seu primeiro filho, a mãe provavelmente tinha tempo e disposição para empastelar-se com loções ou cremes de bronzear, ler, fazer palavras-cruzadas ou simplesmente ficar preguiçosamente sentada sob o guarda-sol, observando a galeria de tipos que desfilam por uma praia.

Com um filho pequeno, outros passatempos e jogos farão parte de seus momentos à beira-mar.

Um desses jogos consiste em segurar as mãozinhas do bebê sempre antes de ele levá-las (cheias de areia, naturalmente) à boca ou aos olhos. Para conseguirem um bom *escore* nesse jogo, é preciso que a mãe e o pai tenham perfeita coordenação psicomotora, boa capacidade de concentração e, principalmente, que como num jogo de tênis, não se deixem distrair por qualquer outro foco de atenção.

Lô Galasso

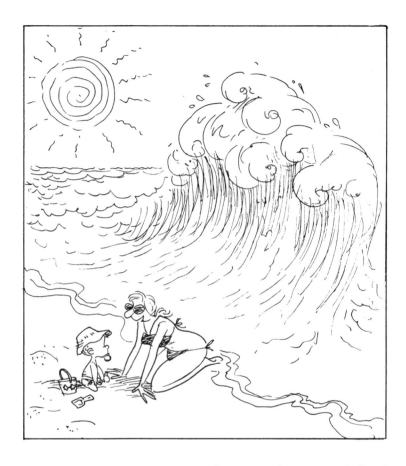

Outro passatempo a que a grande maioria das mães se dedica é o "segura-bebê". Consiste em estar sempre junto do bebê, segurando-o pela cintura ou pelas mãos, na beirada da água. Esse passatempo pode ser praticado de duas formas:

1º a mãe fica sentada, ajoelhada ou acocorada junto do bebê, e ambos se divertem a valer ao verem-se literalmente empanados, com uma mistura de 90% de areia e 10% de água salgada (isso se estiverem numa praia não poluída);

2º a mãe fica em pé, com o tronco curvado para a frente, segurando o bebê pelas mãozinhas (posição preferida pela maioria). Como essa brincadeira costuma agradar sobremaneira o bebê, podendo portanto durar horas, convém que a mãe proteja certas partes de seu corpo, que, por não estarem comumente tão expostas ao sol, podem sofrer queimaduras indesejáveis.

E bom divertimento!

CAPÍTULO 25

Filhos – a renovação da vida!

A *desorganização* que se instala na cabeça e na vida de quem acaba de ter um filho costuma ser intensa, mas não demora a desaparecer. Já a *renovação* que o filho introduz é contínua e permanente, sendo perceptível em absolutamente *todas* as áreas, setores, compartimentos, cômodos, armários e gavetas da vida dos pais.

Renovação decorativa

Antes de seus filhos nascerem, sua casa tinha a sua cara ou a de seu marido, ou a cara de vocês dois juntos, ou, quem sabe, a cara de um decorador cheio de brincos na orelha.

Consciente de que vive numa sociedade democrática e de seus direitos inalienáveis, seu filho introduz as primeiras modificações na decoração da casa, mesmo antes de ele próprio ter oportunidade de aparecer no ambiente. O bebê estará recolhido em seu quarto, onde lhe será servida a alimentação, onde lhe serão feitas as abluções diárias e as trocas das vestes. Mas ele já terá seus dignos e reais representantes espalhados por todos os cômodos da casa, a fim de que não o esqueçam aqueles que o devem proteger dos perigos e incômodos da existência.

Na cozinha haverá uma inumerável quantidade de peças plásticas de todos os formatos, cuja utilidade só Deus sabe; algumas mamadeiras (sempre o "por via das dúvidas..."); várias chupetas; um sem-número de bicos de chuquinhas para chá e suco, talvez o reator atômico, digo, o esterilizador.

No quarto haverá logicamente o berço; talvez um cortinado contra insetos; certamente montanhas de fraldas e roupinhas nas gavetas; um bebê-conforto; cestinhos com dezenas de potinhos, vidrinhos, cotonetes, milhares de bolinhas de algodão; um trocador, talvez um aparelho de calefação[16]; uma banheirinha e sabe-se lá o que mais.

Na sala haverá certamente um carrinho de bebê com o respectivo "cestinho", algumas chupetas, uma tesourinha sem ponta para cortar unhas; dois tubos de creme para assaduras; sem uso, uma manta de crochê; três presentinhos ainda em suas respectivas caixas; um babador; dois guardanapos com um odor levemente azedo; um guarda-sol para carrinho; uma caixa de lenços úmidos para bumbum e duas almofadas (talvez as únicas coisas que já existiam antes de o bebê nascer).

No banheiro, na área de serviço e nas demais dependências da casa, o bebê também estará devidamente representado. Talvez escape dessa verdadeira invasão estrangeira o quarto da empregada (também, convenhamos, se ela quisesse entrar no quarto dela com um dedal no dedo, já não caberia).

Renovação olfativa

Você se surpreenderá com a nova gama de aromas presente em sua residência: alguns magníficos, verdadeiramente indescritíveis

---

[16] Se for inverno e você morar na Europa ou se morar no Brasil e for um pouco mais do que razoavelmente neurótica.

e inebriantes, que compõem o que se convencionou chamar de "o cheirinho do bebê"; outros, menos inesquecíveis, que variam do acre ao diarréico. Os primeiros serão, provavelmente, bem "localizados": poderão ser sentidos no quarto do bebê ou no próprio bebê. Os últimos já são do tipo "generalizado": você poderá senti-los onde menos espera (camisa do marido, tapete da sala, toalhas de banho e, principalmente, nas suas próprias roupas).

Renovação organizacional
Devido à absoluta falta das mínimas condições objetivas (isto é, tempo, disposição física, cabeça, saco), você passará meses e meses sem arrumar os seus armários, gavetas e coisas do gênero. Além da desorganização natural que decorre do fato em si, haverá ainda pequenas, mas significativas contribuições de seu pequeno (porém onipresente) filho: estoques de fraldas, roupas e demais objetos que não couberam no quarto, na sala, no banheiro e na cozinha. Se você estiver em parafuso, então, não conseguirá ser tão eficiente como era nos velhos tempos.

O resultado acumulado de dois ou três meses quase sem dormir e passando por uma das fases mais mobilizadoras de energias físicas, mentais e emocionais, se faz notar em quase todas as atividades que você realiza. Você vai para a cozinha preparar uma receita nova, tirada de uma revista de culinária. De repente, seu marido lhe chama a atenção, estupefato: "Você tá maluca?! Onde já se viu cuspir dentro da tigela?!!" Hipnotizada, como sempre, nos últimos tempos, pelo sono e pela tensão constantes, você volta a ler a receita e descobre que não era uma pitada de saliva, mas de sálvia.

Alguns dias depois, você vai para o banheiro escovar os dentes e... "ARGHH!! Quem botou o Hipoglós aqui no lavatório??!!"

Na área organizacional, a renovação é completa porque tudo o que você costumava organizar *antes*, agora não tem tempo de fazê-lo.

E tudo aquilo que você é obrigada a organizar agora, ainda não conhece direito. Mudam também todos os horários da família. Tudo deve ser feito *antes ou depois* de o bebê mamar, *antes ou depois* do banho do bebê, *antes ou depois* de o bebê acordar etc.

Renovação nas relações interpessoais

Os filhos transformam, igualmente, a cabeça dos pais. Mais do que qualquer outro estímulo ou motivação pessoal (ambição, desejo de segurança material, desejo de realização profissional), eles provocam um direcionamento das energias mentais e físicas dos pais para o futuro.

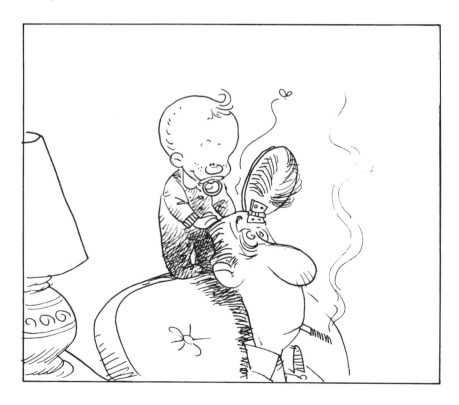

Ser mãe e ser pai, são potentíssimas forças impulsionadoras de crescimento: forças alternadamente centrífugas e centrípetas. Centrífugas porque nos arremessam abruptamente ao Grande Desafio de acolher e fazer vingar, vigorosa, plena – e de preferência, feliz –, uma vida humana em toda sua complexidade. E centrípetas porque a consecução desse mesmo Desafio não é possível se não nos voltarmos ao mesmo tempo para o centro de nós mesmas(os) – não nos mantivermos centradas(os), no comando das nossas emoções e decisões... Porque esses grandes seres a quem chamamos de "crianças", enquanto crescem, constroem sua individualidade, seu estilo, sua vocação e autonomia, estão confiantemente entregues aos nossos cuidados.

Os filhos produzem ainda um outro tipo de alteração na cabeça dos pais: costumam deixá-los nus, principalmente nos primeiros meses, em que determinam uma transformação tão radical nas relações do casal e em seu cotidiano.

Todo tipo de linguagem romântica, todas as estratégias, táticas e "lances diplomáticos" normalmente utilizados por um e outro para cultivarem adequadamente o relacionamento, tendem a cair por terra, por absoluta falta de tempo e/ou de disponibilidade e/ou de energia física e mental.

O mistério da relação a dois, tão encantador e indispensável, pode ir se desorganizando aos poucos, sem que ninguém se dê conta. Todo o alicerce dessa relação, baseado na presença de duas individualidades que se respeitam, se amam e se comunicam intensamente pode tremer na base porque juntamente com o bebê tão esperado e amado, chegou também, escondida sob camadas de pano recendendo a lavanda e leite azedo, uma tremenda *crise de identidade...*

A mãe, atropelada pelos acontecimentos do dia-a-dia e pelas fortíssimas emoções que lhe desperta o novo papel, não tem mais muita segurança sobre quem é ou o que vai acontecer daqui para a frente (uma das características de estar em parafuso é a sensação de que essa fase não vai acabar jamais).

O pai, por razões históricas, culturais e, muitas vezes, por falta de disponibilidade interior para situações que o obriguem a alterar sua rotina diária, pode acabar à margem do processo que ocorre dentro de sua própria casa e sentir-se preterido, injustiçado, incompreendido, esquecido.

Começam então a aparecer certos ressentimentos surdos, inconfessados, às vezes não claramente identificados, que vão criando uma nuvem cinzenta sobre as cabeças, ameaçando romper-se a qualquer momento e provocar uma tempestade.

Além disso, depois do "recesso sexual", que em geral se inicia ao final da gravidez e se prolonga pelo período de "resguardo" da mãe, inicia-se um período de *"impeachment* sexual" decretado inadvertidamente pelo bebê: toda vez que ele chora exige a presença de sua mãe, que não consegue estar em dois lugares ao mesmo tempo...

Parte 8
A MÃE EM PARAFUSO II

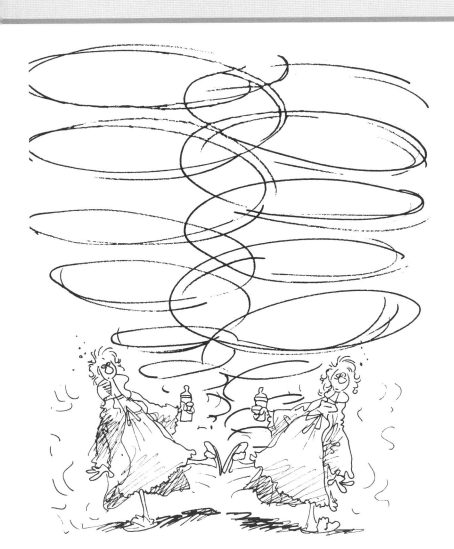

CAPÍTULO 26

Uma certa voz interna...

Algumas mulheres têm um grande sonho dourado: casar e ter filhos. Para estas, a maternidade representará a possibilidade da realização maior, a grande promessa de felicidade e plenitude eternas. Dispõem-se, por isso, a renunciar a qualquer objetivo de caráter pessoal, entendendo que sua realização virá através do próprio convívio com os filhos. Talvez fiquem tão embevecidas com seus rebentos que façam o possível para mantê-los sob seus ardorosos cuidados indefinidamente. Talvez tentem restringir, inconscientemente, as tentativas dos filhos para um desenvolvimento auto-orientado, da conquista de cada vez maior auto-suficiência e independência. Foi assim no passado, quando as mulheres eram educadas tão-somente para serem esposas e mães. "Filhinho, venha até aqui para eu amarrar os seus sapatos, senão você vai cair..." "Mãe, fica fria! Antes de ir pra faculdade eu amarro!" Nesse momento, a mãe se surpreende, talvez pela primeira vez em sua vida, com o som de uma certa voz interna que passa a repetir periodicamente: "Meu Deus, eles estão crescendo... o que vai ser de mim??"

Outras mulheres, além de desejarem filhos, acalentam projetos de realização pessoal e profissional. Para estas, a chegada dos filhos representa o enfrentamento de um sério dilema: continuar trabalhando ou parar, temporariamente, para cuidar pessoalmente das crianças?

Para as mulheres que decidem continuar trabalhando inicia-se, com o nascimento do filho, um período dos mais difíceis em termos físicos, mentais e emocionais. A dupla jornada de trabalho, aliada muitas vezes a noites maldormidas, exige energias infinitas; a luta pela divisão das tarefas domésticas pode não resultar, gerando

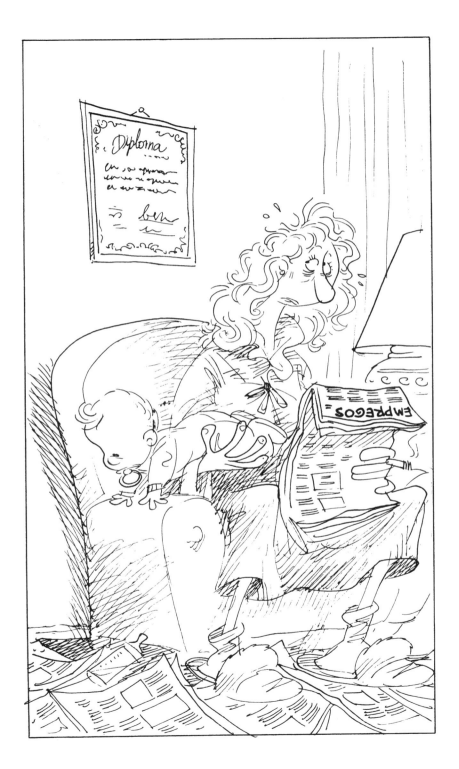

amarguras e desencanto entre os parceiros; e o sentimento de culpa nunca deixa de dar o ar de sua graça... Por mais "cabeça feita" que seja a mulher, nunca é fácil e isento de ansiedade o processo de deixar o bebê, ainda tão pequenino, ainda tão carente de aconchego físico, atenção e afeto, tão incompreendido porque ainda incompreensível, com alguma outra pessoa, em casa ou numa creche... "Filhinho, vamos, amarre logo esses sapatos, porque nós já estamos superatrasados!!" "Mas eu ainda não sei amarrar sapato, mãe!" – responde o garoto de três anos, bocejando. "É mesmo...", lembra a mãe – "então venha cá, rápido, rápido, que eu amarro... Cresce logo, meu filho, cresce logo pra eu me sentir melhor" – arremata, num tom ansioso, uma certa voz interna.

Para as mulheres que decidem parar de trabalhar temporariamente, inicia-se um período de grandes mudanças: por um lado, talvez ela se sinta um pouco culpada por não mais ajudar o parceiro a ganhar o pão ou o *scotch* de cada dia; talvez goste da idéia de curtir um certo ócio mental, para variar; talvez seja invadida, periodicamente, por uma certa "sensação de imobilidade" ou pela angústia de sentir-se "isolada do mundo-adulto-e-inteligente-e-progressista"; provavelmente terá um certo receio quanto ao que poderá ocorrer no momento em que decidir retornar ao trabalho. Estará desatualizada? Com um ritmo mais lento? Contará com a má-vontade de certos empregadores, que, embora talvez tenham filhos e certamente tenham mães, não gostam da idéia de que suas funcionárias o sejam...

Tal como as mães do "sonho dourado", as que param de trabalhar temporariamente para dedicar-se aos filhos talvez sintam uma grande satisfação íntima diante da possibilidade de estarem por perto enquanto seus rebentos aos poucos organizam o "caos" que certamente é para eles este velho mundão-de-guerra; diante da chance de poderem criar e educar os seus filhos de acordo com seus próprios princípios, em vez de deixarem que outras pessoas ou princípios o façam. Mas provavelmente não ficarão livres de que, repentinamente, uma certa voz interna comece a invadir os seus miolos, repetindo: "Preciso fazer alguma coisa para mim, quero voltar a trabalhar...", ao mesmo tempo que lhes dói a consciência de que seus filhos ainda não têm maturidade nem mesmo para amarrar os próprios sapatos...

E nesse período de auto-anulação, à primeira voz interna poderá seguir-se uma outra, tão poderosa quanto inaudível, que passará a martelar de forma obsessiva:

- "preciso comer o que me falta, preciso comer o que me falta!" (a mãe começa a comer compulsivamente, até perder os seus antigos contornos);
- "preciso fumar o que me falta, preciso fumar o que me falta!" (a mãe começa a fumar compulsivamente; o cigarro passa a ser tão importante, que ela não consegue passar mais do que três minutos sem fumar: fuma enquanto almoça, fuma de madrugada, fuma enquanto sonha...).
- "preciso dormir o que me falta, preciso dormir o que me falta!" (e a mãe começa a dormir compulsivamente: o filho acorda, brinca sobre ela, anda pela casa, abre a geladeira em busca de algo para comer, dorme de novo e ela, z-z-z-z-z...).
- "preciso comprar o que me falta, preciso comprar o que me falta!" (e a mãe começa a praticar o chamado consumismo-compulsivo-compensatório: ela põe a criança no carrinho, "para que ela tome um pouco de sol", e torra todo o salário do marido em apenas duas tardes).

Se a mãe não é chegada a uma comilança, não fuma, sofre de insônia e não dispõe de grana para sair por aí consumindo feito doida, sempre haverá outras compensações neuróticas e compulsivas a que ela poderá dedicar-se: limpar a casa toda duas vezes ao dia; numerar e etiquetar todos os objetos domésticos por ordem de utilização diária; peregrinar incansavelmente por consultórios médicos em busca de alívio para sintomas psicossomáticos aparentemente misteriosos; controlar todos os passos do marido durante e após o horário comercial; ou ainda, compensar suas frustrações pessoais através de cobranças inconscientes, gritos, preocupações obsessivas, surdos ressentimentos, surras ou sutis chantagens emocionais sobre as crianças.

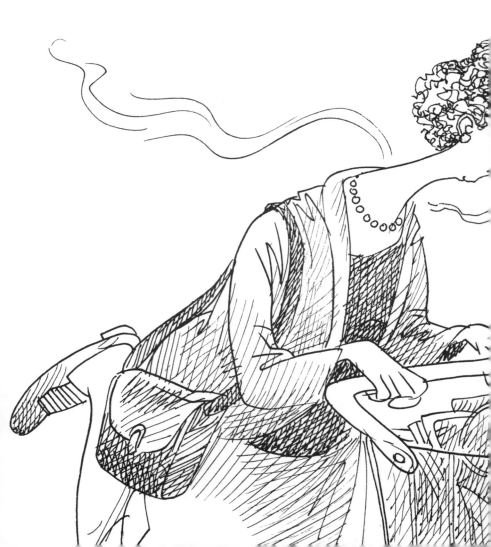

Estas talvez não entendam a lógica de tais atitudes, não consigam compreender o porquê de tanta impaciência e agressividade, mas quem sabe se, no futuro, elas possam reconhecer que suas mães só estavam tentando disfarçar a sua inadequação ao mito da mãe santa.

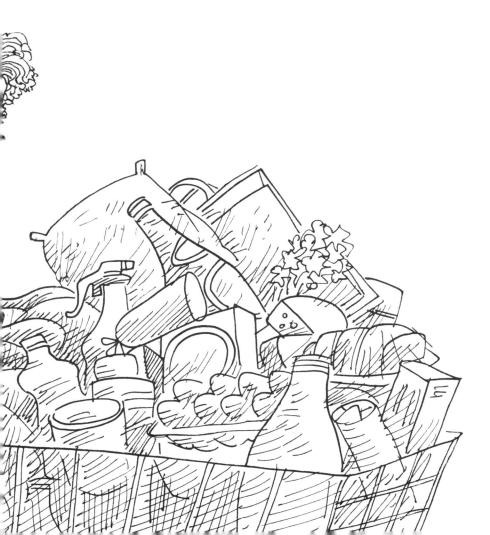

Segundo o mito, a mãe deveria se realizar plenamente dedicando-se a vida toda só à família e essa Sagrada Renúncia garantiria a ela, no futuro, a Grande Felicidade e a Eterna Gratidão dos filhos e do marido. Mais tarde, como a Grande Felicidade e a Eterna Gratidão parecem não chegar nunca, a mãe começa a coçar a cabeça grisalha se perguntando onde foi que ela errou...

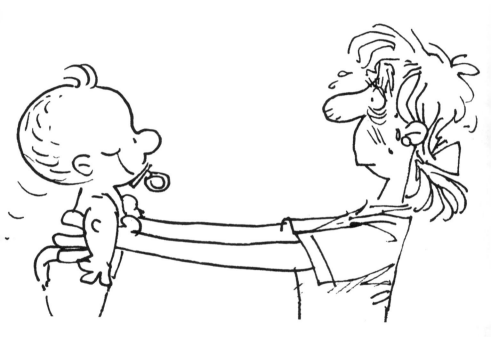

Epílogo
O "BUM"
(Ou: a ameaça de extinção da Humanidade)

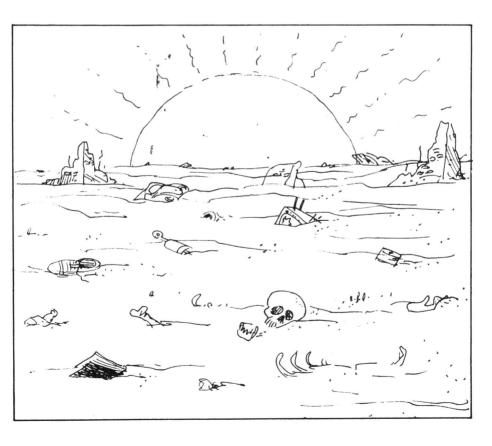

Vivenda do Pôr-do-Sol, Terras do Sul, 2902

Após entrar no auditório e constatar, com grande satisfação, que estava completamente lotado, a jovem depositou seu material sobre uma pequena mesa e pronunciou a saudação de praxe: "Viva a Vida!", ao que a audiência respondeu, em uníssono: "Viva a Vida!". Em seguida, prosseguiu:

"Estamos aqui reunidos para mais um Encontro de Estudos sobre Temas de História das Civilizações Passadas e vamos hoje tratar – especificamente – da 'Ameaça de Extinção da Humanidade', ocorrida por volta dos séculos XXIII e XXIV.

Antes de começar minha exposição, quero confessar a vocês que não foi fácil realizar esta pesquisa. Em primeiro lugar porque o tema envolve aspectos extremamente dramáticos e comoventes para todos nós, civilizados do século XXX. Estudá-lo representou para mim um sério desgaste emocional, que felizmente já está sob controle. Em segundo lugar porque o trabalho de localizar os materiais de referência sobre o tema, na Biblioteca Interplanetária da Base Espacial de Padim Ciço é bastante complicado e exaustivo, não porque a BINTER seja desorganizada, mas porque a ausência de gravidade faz com que todos os livros, CDs e cápsulas de informação fiquem voando descontrolados naqueles imensos salões.

Bem, vamos agora ao nosso tema...

Para compreendermos por que ocorreu a 'Ameaça de Extinção da Humanidade' é preciso que façamos uma pequena digressão e analisemos algumas das características da civilização que a precedeu. Sei que muitos de vocês já se informaram sobre esse assunto em seus Programas de Estudos Autônomos, por isso vou ser breve.

A civilização que precedeu a 'Ameaça de Extinção da Humanidade' era também conhecida como 'pós-industrial', e vigorou entre o fim do século XX e meados do século XXII. As sociedades anteriores a essa civilização foram as 'sociedades de consumo de massa', o que não significa que naquela época todos comessem só macarrão, mas sim que nelas se produziam quantidades astronômicas de produtos destinados à 'massa', que era como os técnicos de então denominavam o conjunto de pessoas que compunha a sociedade, ou seja, 'o povão'.

Grande parte daquela imensidão de produtos não era, obviamente, necessária à sobrevivência ou mesmo ao bem-estar das pessoas e, por essa razão, os fabricantes eram obrigados a gastar enormes quantias em dinheiro[17] para criar necessidades (risos incrédulos da audiência). Explico melhor: para poderem vender toda aquela torrente de produtos, a maioria dos quais completamente supérfluos, as empresas se utilizavam dos meios de comunicação para convencer as pessoas (ou 'consumidores', como eram mais conhecidas na época), de que elas seriam mais *felizes* se comprassem tais produtos, que atrairiam o sexo oposto com mais facilidade se usassem determinadas roupas ou produtos para lavar os cabelos ou perfumar as axilas (gargalhadas da audiência).

---

[17] Meio de troca usado pelos antigos e muitíssimo valorizado (às vezes às raias da loucura), desde sua invenção.

Nem mesmo as crianças escapavam desse processo de criação de necessidades. Mais do que qualquer outra parcela da população, eram diariamente 'bombardeadas' – como diriam os antigos – com mensagens do tipo: 'Diga a sua mãe que você vai fazer greve de fome se ela não lhe comprar este produto maravilhoso!' (grande perplexidade na audiência).

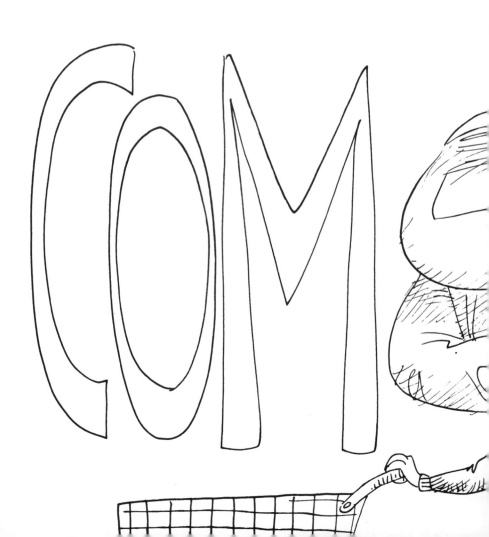

Outra característica das sociedades de consumo de massa consistia em fabricar os produtos de forma que eles tivessem uma vida útil bastante curta, isto é, para que logo se estragassem e fossem substituídos por outros do mesmo tipo... (expressões de incredulidade na audiência). E, paradoxalmente, muitos desses produtos, como máquinas de lavar roupa, geladeiras, fogões etc., eram chamados pelos técnicos de *'bens duráveis'!...* (gargalhadas frenéticas da audiência).

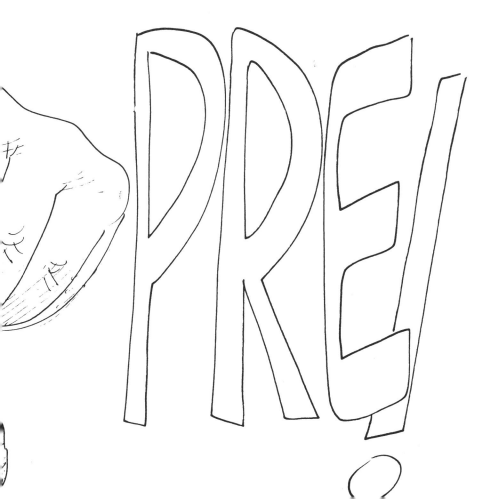

Cada pequeno grupo de pessoas (geralmente formado de uma mulher, um homem e seus respectivos filhos) morava em uma habitação separada, que se chamava 'casa' ou 'apartamento'. Estes eram uma pequena parte de um 'andar' ou gaveta, e muitas gavetas empilhadas compunham enormes gaveteiros verticais denominados 'edifícios'. Mesmo em países que tinham vastos territórios, os edifícios eram construídos muito perto uns dos outros e assim impediam as pessoas de verem o pôr-do-sol (manifestações de horror na audiência).

Cada um daqueles pequenos grupos ou 'famílias' das sociedades de consumo de massa precisava satisfazer não só as *suas* necessidades, mas também as necessidades *inventadas* pela sociedade através daquele 'processo de criação de necessidades' que já mencionei (agitação na audiência; alguns jovens exigem maior clareza na exposição; um estudante pergunta, irritado, se aquilo é uma exposição ou uma coleção de enigmas; a jovem expositora pede calma, explica que certas coisas parecem absurdas, mas 'no fundo têm a sua racionalidade, ou irracionalidade...'; alguns riem, todos se acalmam e a exposição prossegue).

Para se sentirem felizes, as pessoas precisavam estar rodeadas de uma quantidade enorme de objetos que se enchiam de poeira todos os dias e que muitas vezes tinham inúmeros botões, a maioria dos quais ninguém tinha tempo de saber para quê servia (olhares de espanto na audiência).

Por essas razões, nas sociedades de consumo de massa todos os homens e mulheres eram obrigados a trabalhar durante todo o tempo em que havia sol e muitos até mesmo quando havia lua, com exceção de certas castas privilegiadas que viviam tranqüilas à sombra, enquanto havia sol e tomavam banhos turbilhonados durante o período lunar, à custa de todos aqueles que trabalhavam duro... (vaias da audiência).

Quanto às crianças, eram praticamente ignoradas por aquelas sociedades porque não eram 'produtivas', assim como acontecia

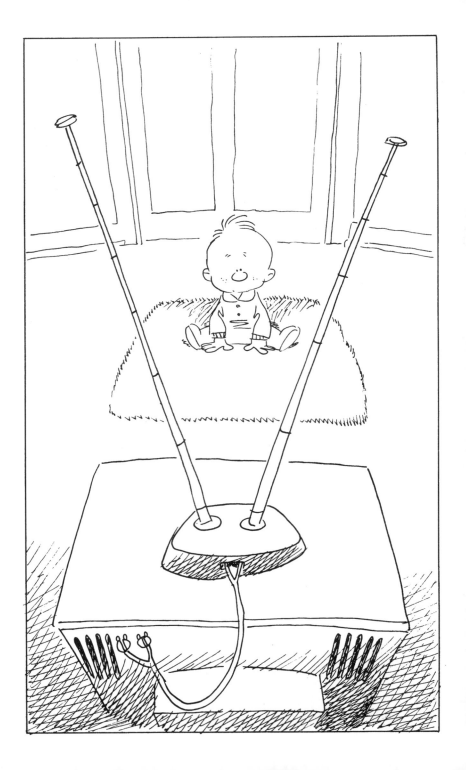

com as pessoas idosas e com aquelas que, por algum motivo, eram consideradas 'improdutivas'... (confusão na audiência; alguns jovens ameaçam retirar-se do recinto).

A infância consistia, na melhor das hipóteses, em viver em espaços apertados, brincar em locais exíguos e estudar em escolas cercadas. Os principais entretenimentos das crianças naquelas sociedades eram: observar objetos industrializados que se movimentavam sozinhos e paralisar-se durante horas seguidas diante de um aparelho eletrônico barulhento e passivizante chamado 'televisão' (franca indignação na audiência).

E, em muitas sociedades, uma grande parte das crianças (às vezes a grande maioria) vivia sem nenhuma proteção social, vagueando pelas ruas em busca de algum dinheiro para poder comer... (rebuliço na audiência; em prantos, um estudante se retira do auditório).

Sei que não é fácil para vocês ouvirem estas coisas, como não foi fácil para mim, como disse no início, coletar as informações e prepará-las para este encontro. Mas não podemos deixar de estudar o passado, para que possamos evitar que um dia esses fenômenos dramáticos e absurdos voltem a ocorrer! (aplausos calorosos da audiência).

Bem, haveria muito ainda a dizer para esclarecer de fato a natureza da civilização que precedeu a 'Ameaça de Extinção da Humanidade', mas prefiro poupá-los para o que considero o ponto mais importante deste encontro. Vocês agora vão conhecer um material interessantíssimo: o testemunho de uma das últimas mulheres vivas no auge da 'Ameaça', e que data do século XXIV...".

Nesse momento, a jovem conferencista aperta um botão no painel, fazendo surgir atrás de si uma grande tela, que começa a reproduzir o seguinte texto:

Lô Galasso

Reduto de Sobreviventes da Espécie Humana, 20 de Januário de 2310.

"Espero que este depoimento possa servir para alguma coisa... se é que vai haver alguém para encontrá-lo no futuro.
Tenho hoje 78 anos e sei que sou uma das últimas mulheres vivas no planeta. Depois do BUM[18], que começou nos países do Norte por volta do século XX e foi lentamente se alastrando por todos os cantos do mundo, não nasceram mais crianças e hoje estamos reduzidos a alguns poucos homens velhos e eu...
Se um feliz acaso determinar que ainda haja alguém vivo por aí e que essa pessoa encontre este CD, gostará talvez de saber por que o BUM ocorreu e por que nós, a espécie "inteligente" do planeta Terra, estamos em vias de desaparecer.
Como já escrevi antes, o BUM começou nos países mais ricos, situados ao Norte, no final do século XX. Ao contrário do que muitos governantes mais tarde tentaram alegar, o BUM não foi "planejado por militantes feministas radicais e sem consciência social". Ele não foi planejado, simplesmente ocorreu.
As mulheres não agüentavam mais o estado de coisas em que o mundo havia mergulhado e passaram a se recusar a procriar, algumas por motivos práticos (ao que se sabe, era extremamente complicado criar filhos naquela época) e outras em sinal de protesto individual contra o *status quo*. Paralelamente a isso, em muitas partes do mundo havia governantes que, preocupados com a "explosão demográfica" (em outras palavras, com o nascimento de muitas crianças pobres), começaram a implantar programas de controle da natalidade, tornando estéreis grandes parcelas da população (silêncio consternado na audiência).

---
18 Boicote Uterino Mundial.

Ser Mãe é Sorrir em Parafuso

Ao longo dos séculos XXI, XXII e XXIII, cada vez nasciam menos crianças, e o mundo foi ficando repleto de velhos tristonhos e que não conseguiam mais sorrir, pois não havia quem fizesse graça.

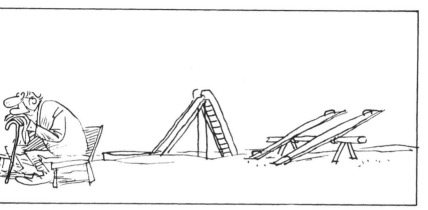

Quando o BUM já se encontrava em estágio bastante avançado, mas ainda havia mulheres em idade de parir, os governantes, preocupados com a falta de mão-de-obra e com o despovoamento de seus países, tentaram de tudo para convencer as mulheres a reverter aquele processo: prometeram-lhes 49% das cadeiras no Parlamento; prometeram acabar com a produção de armas e com o capitalismo selvagem; prometeram ressuscitar os rios, acabar com o desmatamento e tomar todas as medidas apontadas pelos

cientistas para frear o aquecimento do planeta; juraram implantar um regime verdadeiramente justo e democrático e sistemas de trabalho em que não faltariam empregos; prometeram que ninguém mais precisaria ficar mal-humorado todo domingo à noite diante da perspectiva de ter de trabalhar no dia seguinte; prometeram também que nunca mais haveria guerras e que o Estado iria garantir que todos tivessem iguais oportunidades de ter uma vida digna; prometeram, finalmente, cumprir o que prometeram. Em vão. Ninguém mais acreditava nos governantes.
Eles passaram então a promover cursos e programas pró-natalidade e a distribuir comprimidos destinados a provocar, nas mulheres, o desejo de engravidar. Mas isso foi feito, como sempre, tarde demais: as mulheres, nessa época, já não estavam mais em idade fértil (silêncio mortal na audiência).
Desesperados com aquela situação, os governantes mandaram que se intensificassem os esforços de produção de bebês de proveta. Mas nem isso deu o resultado esperado porque os cientistas ainda vivos eram muito velhos, já não raciocinavam com clareza e só conseguiram produzir três bebês, todos do sexo masculino".

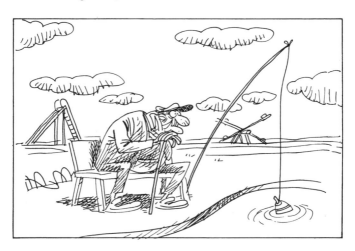

Nesse momento, a jovem aperta um botão e a tela se apaga. Impacientes, os estudantes começam a assoviar e jogar aviõezinhos de papel para o ar. A jovem conferencista pede que se acalmem, pois aquela pequena pausa tem a finalidade de acentuar que a seguir virá a revelação mais surpreendente. Criado o suspense indispensável, a jovem volta a apertar o botão do painel e a tela se acende novamente.

Reduto de Sobreviventes da Espécie Humana,
2 de Februário de 2310.

"Não sei por onde começar... Estou tão, tão... como é que diriam os antigos??... tão "excitada", que meus dedos tremem ao digitar estas palavras!
No dia 20 de Januário, quando eu digitava este depoimento, subitamente houve um tumulto no Reduto. De meus aposentos pude ouvir um ruído estranho, que a princípio me pareceu um misto de alarme de incêndio, ranger de porta e miado de gato. Era algo como "BUÁÁÁÁ" ou "UNHÉÉÉÉ". Imediatamente desliguei o computador e corri para a sala de alimentação, onde, para meu espanto, avistei dois bebês (!!), que choravam nos braços de um dos Sobreviventes. Como já não se produzem mais bebês de proveta (os já nascidos têm agora cerca de três ou quatro anos), fiquei intrigada com aquela visão, mas logo tive a resposta a minhas interrogações. Kaap De Ariquemes, um ancião que costuma pescar todas as manhãs, encontrou as crianças numa espécie de nave autodirigível, que se encontrava dentro das duzentas milhas de nossa costa. Com muito receio, contou ele, acercou-se da nave e viu, pela parte transparente, que ali havia dois bebês confortavelmente instalados e que mamavam, compenetrados, em duas grandes tetas que pendiam diagonalmente do teto.

Observando os dois bebês nos braços de Kaap De Ariquemes, ouvíamos o seu relato profundamente comovidos e chorávamos, o que não nos acontecia há muito, muito tempo – desde que nós próprios éramos crianças...

Passadas as primeiras horas de profunda comoção, alguém sugeriu que tentássemos descobrir de onde vinham os bebês, mas com eles não havia qualquer indicação de origem. 'Venham de onde vierem, são muito bem-vindos!!', gritou Malthus De Englândia, nosso mais velho companheiro (risos soluçados da audiência).

Em seguida, decidimos averiguar qual o sexo dos bebês. Depois de alguns minutos de discussões, chegamos finalmente à conclusão de que eram meninas!!

Agora estamos certos de que nossos meninos de proveta poderão conhecer a felicidade e, se souberem tratar as meninas com o respeito que merecem, poderão com elas reconstruir a humanidade.

Quero finalmente registrar que estamos todos muito, muito felizes e... Agora preciso interromper este depoimento... oh, já são três horas!!!

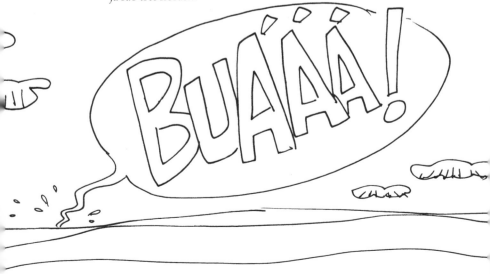

Desculpem-me, estou um pouco... - como diriam os antigos – 'em parafuso...', pois nunca tive de cuidar de um bebé na minha vida e de repente tenho que ajudar a cuidar de dois! Com licença porque eu e Kaap De Ariquemes temos de amamentar os bebês. VIVA A VIDA!!"

Profundamente emocionados, os jovens levantam-se e aplaudem calorosamente por vários minutos. Muitos enxugam o nariz na manga das camisas.

Lô Galasso

Sobre a autora, pela própria

Lô Galasso é meu nome afetivo e literário. "Lô" vem da infância, não sei inventado por quem. Também nunca soube responder "por que não Leo?", já que meu nome oficial é Leonilde. O sobrenome carreguei do Elvio, ao me casar, como era costume ou lei – já faz tanto tempo que nem lembro.

Fiz o Curso Normal (Magistério) por pressão da família, que me queria diplomada e ganhando a vida sem delongas. Na época, a idéia de ser professora não me seduziu. Fui arquivista, datilógrafa, secretária, idem executiva, idem idem bilíngüe. Assim, custeei a faculdade de Ciências Sociais na PUC-SP, estudei inglês e desenho, dei vazão à compulsividade pelos livros, paguei o fuscão 72 azulpavão CM 2685 que tive por dez anos e que vendi para um cara chamado Jesus.

Em minha trajetória profissional tive fases muito felizes, em lugares onde o trabalho era carregado de sentido, e as relações interpessoais, estimulantes e permeadas de afeto; sofri duas puxadas de tapete do "destino", uma no início da década de 70 e outra no fim da década de 80: respectivamente, foram encerradas as atividades de dois projetos internacionais nos quais eu trabalhava – um da FAO e do Ministério da Agricultura, e o outro, um centro latino-americano de pesquisa e cooperação técnica multilateral em saúde e trabalho, pertencente à OIT; fiz duas passagens breves por uma mesma empresa multinacional; trabalhei de forma intermitente como redatora e tradutora *freelancer* (períodos amenizadores de uma crise vocacional crônica); senti na pele e na alma o sofrimento intenso que uma experiência de "inferno" profissional e interpessoal pode representar; contabilizo uma colaboração duradoura à área de saúde e trabalho, à qual estou ligada até hoje e onde também convivo com pessoas muito especiais. Em 2001, resolvi ingressar no mestrado, que virou doutorado direto, concluído em 2005 na Faculdade de Saúde Pública da USP. O tema: Humor e Fatores Psicossociais relacionados ao Estresse no Trabalho, temas sobre os quais leciono na Universidade e que abordo em minhas palestras.

Nos "ínterins" disso tudo, além do *Ser Mãe é Sorrir em Parafuso*, escrevi: *Viagem pelo Ombro da Minha Jaqueta* (Ática, Coleção Vaga-Lume, 1995); *História Cabeluda* (Scipione, 1997, Coleção Dó-ré-mi-fá, 1997, em co-autoria com Maria Lúcia Mott) e *Mãos de Vento e Olhos de Dentro* (Scipione, 2002). Este último ficou entre os dez finalistas do Prêmio Jabuti 2003 e foi vertido para o braile por várias instituições de apoio às pessoas com deficiência visual. Em 2007, foi adaptado para o cinema por uma produtora do Rio de Janeiro, graças a um prêmio de incentivo à produção de curtas-metragens infantis do Ministério da Cultura. Em 2005, em parceria com a equipe de pesquisadores do Departamento de Saúde Ambiental da Faculdade de Saúde Pública da USP escrevi *O Trampo, a Saúde, o Futuro...*, que sintetiza em linguagem descontraída resultados de pesquisas acadêmicas sobre o impacto do trabalho na saúde e no futuro dos adolescentes.

Como eu disse no início do livro, tendo me surpreendido aos nove anos de casada, a experiência da maternidade inundou, chacoalhou, iluminou, desnudou, expandiu e re-focou a minha vida. Fui mãe em regime de período integral e dedicação exclusiva durante a infância das minhas filhas, e essa mesma decisão, que poderia parecer profissionalmente limitadora, acabou por

abrir caminho para a minha maior realização profissional e pessoal até hoje: a produção literária.
Pois é, a vida é mesmo deliciosamente contraditória!...

Viva a Vida! E vivam os livros!

L.G.

Contatos com a autora

Lô Galasso pelo

e-mail: lo.galasso@terra.com.br